SECRETOS DE CULTIVO DE MARIHUANA

La guía definitiva para cultivar con éxito marihuana para uso personal y médico, en interiores y exteriores. Aprender a utilizar técnicas de cultivo y riego

Susanne Parker

Sommario

Introducción

Mientras que las leyes, y las pautas varían para cada país prácticamente todos los países, con alguna marihuana legitimada permite el cultivo en el hogar de la marihuana. Aunque es auténtico, algunas personas no cultivan cannabis debido a la percepción de que es demasiado problemático, costoso o tedioso. No dejes que la ausencia de deseo de otros te desanime, sin embargo, cada vez que el cannabis se cultiva adecuadamente puede ser divertido y económicamente útil.

Todo el mundo debe cultivar su cannabis perfecto que es la razón por la que elegimos presentarles un manual completo para el desarrollo de la olla hecha explícitamente teniendo en cuenta a los cultivadores de pies tiernos con información de crecimiento fundamental que se familiarizará con las ventajas y consejos de diversas técnicas de desarrollo de cómo amplificar los rendimientos de las plantas y los tiempos de crecimiento las mejores estrategias de cosecha, secado, curado y significativamente mucho más informativas se discuten. ¿Quién está preparado para comenzar su viaje de cultivo de cannabis?

Este libro es una guía detallada sobre cómo elegir semillas para el cultivo de cannabis, qué herramientas se requieren, cómo mantener el entorno de área en la que desea cultivar plantas, y muchas técnicas también se discuten para el cultivo en interior y exterior de la marihuana. Este libro no está escrito para desviar a nadie ni para ninguna perspectiva equivocada. Este libro es sólo para fines educativos.

****

Capítulo 1: La planta de cannabis

El nombre del cáñamo proviene de la palabra en inglés antiguo y es el nombre común de las plantas de todo el género C. sativa. Sin embargo, el término ahora se refiere sólo a las cepas de marihuana cultivadas para la fibra y no los cultivos de drogas. La marihuana es una planta resistente que crece tanto en condiciones templadas como tropicales en todo el mundo y puede prosperar en ambientes diversos y a veces desafiantes. Los botánicos no pueden estar de acuerdo en qué familia pertenece el cannabis; inicialmente, fue clasificado como uno de la familia Nettle (Urticaceae), aunque esto se basó más en características visuales que en la biología. Más tarde fue reclasificado en la familia Fig (Moraceae). Sin embargo, esto todavía está causando desacuerdo, por lo que la marihuana ahora se clasifica como Cannabaceae y el género de plantas de lúpulo debido a su singularidad. Al salir con muestras de polen, no es fácil establecer la diferencia entre el cáñamo y el lúpulo, su pariente botánico. En la mayoría de los estudios, el cáñamo y el lúpulo no están separados entre sí. En su lugar, se notifican como lúpulo/cáñamo o Cannabaceae. El cannabis puede crecer en altura de uno a cuatro metros (3 a 15 pies), dependiendo de la variedad y las condiciones de cultivo. Se clasifica como un herbáceo anual. "Herbácea" significa que la planta es una hierba, y "anual" se refiere a su ciclo de vida, lo que significa que la planta crece, se reproduce y muere en una temporada. Es una planta heliotrópica, prefiriendo la luz solar directa y los espacios abiertos, y crece mal en áreas sombreadas.

Debido a su importancia como cultivo, el cannabis ha sido transportado y cultivado en muchas regiones diversas, además de zonas extremas de frío o humedad, y fue introducido en todo el mundo por nuestros antepasados. Fue casi seguro que los escitas introdujeron el cáñamo en China. Aun así, es ampliamente aceptado que los chinos fueron los primeros en domesticar la planta asiática nativa o documentar su uso. Su centro estaba en el actual norte de China. Hay un registro continuo de su servicio desde el Neolítico hasta la actualidad. Se cree que el cannabis fue introducido en el norte de Europa por los vikingos. Los españoles lo llevaron a México y Perú, a los franceses a Canadá y a los ingleses a América del Norte, donde fue venerado como un valioso cultivo de fibra. Los cultivadores se des-perseguían tan ampliamente de su hábitat natural durante un período tan largo y sometidos a una selección humana constante para las características establecidas tienden a hibridarse y con frecuencia se alteran tanto que apenas se asemejan a la planta original. A diferencia de otros cultivares, el cannabis sigue siendo cierto y prospera en la naturaleza a pesar de su larga historia como una planta de cultivo significativa. Hay tres variedades distintas de cannabis cultivadas por su contenido de Tetrahidrocannabinol o THC: Cannabis sativa, Cannabis indica y Cannabis ruderalis.

Este cogollo se encuentra en la etapa de floración temprana. Pronto sus tricomas estarán llenos de THC. El cannabis regula su desarrollo y producción de flores midiendo la longitud de la luz del día que cae sobre sus hojas. Produce una hormona sensible a la luz llamada fitocromo responsable de alterar la planta del crecimiento vegetativo a la floración cuando alcanza un nivel crítico. Las plantas de marihuana cambian del estado vegetativo al ciclo de floración cuando reciben 12 horas de oscuridad ininterrumpida. Responderán a este cambio sin importar dónde se cultivan, incluso bajo iluminación artificial. Los cultivadores pueden utilizar esta

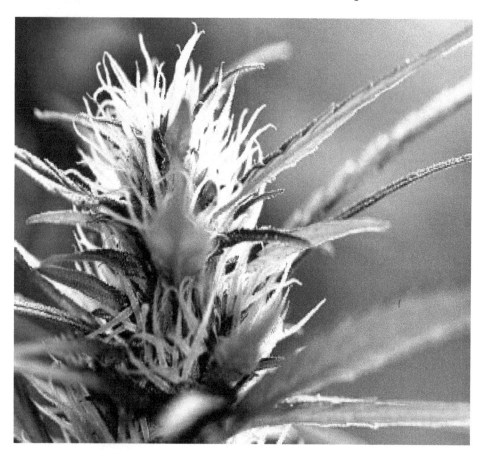

respuesta a su ventaja controlando las longitudes diurnas de las plantas, ya sea cambiando los ciclos de iluminación o cubriendo plantas al aire libre e invernadero.

Las plantas cultivadas bajo la iluminación reciben de 18 a 24 horas de luz diurna para mantenerlas en la etapa vegetativa. Las plantas a las que se dan 24 horas del día crecerán un 25% más rápido. No hay ningún requisito para que duerman; sin embargo, el productor necesita calcular el costo en términos de electricidad utilizada. Si hay un problema con el consumo de cantidades excesivas, entonces el ciclo debe ejecutarse a las 18 horas. Los cortes bajo fluorescentes responden mejor a las 24 horas de luz diurna. Sólo la flor femenina produce cogollos. No hay diferencia en la potencia de las plantas florecidas a diferentes edades; las plantas más jóvenes sólo producen menos. Una vez inducido el ciclo de floración, una planta joven tendrá el mismo contenido de THC que una más antigua. THC, también conocido como tetrahidrocannabinol o delta-9-tetrahidrocannabinol, es el nombre dado a los cannabinoides que se encuentran en las plantas de cannabis, único en la especie. No se encuentran en ningún otro lugar. Aunque podemos sintetizarlos en un laboratorio, todavía no hemos encontrado un THC sintético igual. Estos cannabinoides se componen de varios productos químicos diferentes pero relacionados con efectos similares. Se conocen como CBN, THCV, CBV, y CBDV. Un producto químico se etiqueta CBD, que se sabe que bloquea los efectos psicoactivos de los demás. Algunas plantas tendrán todos los conjuntos de productos químicos en su maquillaje, y hay varias versiones diferentes de THC que se encuentran en diferentes plantas, por lo que en la práctica, etiquetamos todo esto como THC. Se sabe que la producción de THC aumenta en las plantas de cannabis cultivadas a altitudes más altas y se cree que protege la planta de la radiación ultravioleta. El THC también exhibe propiedades antibióticas, lo que sugiere un papel en la protección de la planta contra moho o enfermedad. Algunos sugieren que el THC tiene una función en repeler herbívoros e insectos. Este puede ser el caso; sin embargo, como repelente de insectos, es razonablemente inepto. También se puede argumentar que muchos herbívoros buscan activamente plantas de

9

cannabis, que no deberían haber evolucionado toxinas que recompensan a los animales por comerlas, y los seres humanos no deberían haber desarrollado un mecanismo de recompensa dentro del cerebro para el THC.

En 1988, Allyn Howlett, investigador de la Escuela de Medicina de la Universidad de St. Louis, descubrió un receptor específico de THC en el cerebro humano. Estos son un tipo de célula nerviosa a la que el THC se une a nivel molecular, haciendo que se active. Los receptores se encuentran en todo el cerebro, pero se agrupan en regiones responsables del pensamiento, la memoria, el movimiento y la emoción. Curiosamente, estos

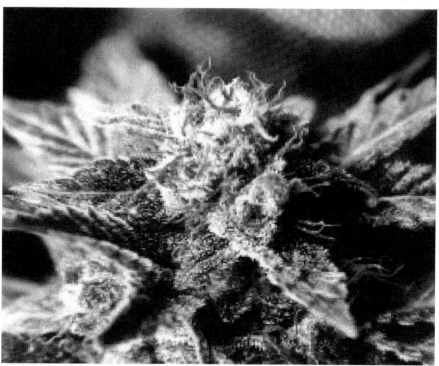

receptores no se encuentran en el tronco cerebral que controla las funciones involuntarias como la respiración y la circulación sanguínea. Esto explica la baja toxicidad del THC y por qué nunca se ha registrado ninguna sobredosis. Nadie ha muerto nunca debido a la ingestión de THC, ni ha habido ningún caso de daño del receptor cerebral a través del consumo de cannabis. El THC estimula los receptores especializados, pero a diferencia del alcohol y otras drogas, los productos químicos del cannabis no desgastan los receptores que promueven.

Los pistilos de color rojo oscuro indican que esta planta está lista para la cosecha. Sus tricomas estarán llenos de THC.

Una estimación de la dosis letal de THC para los seres humanos indica que aproximadamente 1500 libras de cannabis tendrían que ser fumadas dentro de 15 minutos (aprox.). Para causar la muerte. Los estudios sugieren que la dosis efectiva de THC es al menos 1000 veces más lenta que la dosis letal estimada. La heroína, en cambio, tiene una proporción terapéutica de 6:1, el alcohol no está muy por detrás con un nivel de 10:1, y la cocaína se clasifica a las 15:1.

Si quisieras hacer 1500 libras de cannabis letales para los humanos, sería mejor que te lo dejes caer en ellos. Para reconocer el delta-9-tetrahidrocannabinol, el cerebro debe, en teoría, producir su versión de la sustancia química, tal vez para regular el manejo del dolor, apetito, o incluso el pensamiento y las emociones. Raphael Mechoulam descubrió la cannabina endógena del cerebro en 1992. Lo llamó Anandamida, que significa "felicidad interior" en sánscrito. La planta de cannabis produce un químico complejo muy similar a uno que naturalmente nos hacemos a nosotros mismos.

El fármaco THC está contenido principalmente en estructuras multicelulares en la superficie de las cabezas de las flores. Las hojas pequeñas se llaman glándulas tricomas de capitato acechadas. Estos aparecen como pequeños sistemas translúcidos, similares a setas que son visibles a través de una lupa. Los líderes de estas estructuras contienen aceite secretado como una resina pegajosa y tienen altos niveles de THC.

Las glándulas no son las únicas estructuras multicelulares en la superficie de la planta. Las glándulas bulbosas, también conocidas como glándulas sésiles, se encuentran en algunas de las hojas y contienen cannabinoides bajos. Las otras estructuras a tener en cuenta son los pelos unicelulares que parecen pelos cortos y pelos de cistolito, que aparecen apuntados debajo de la lupa y contienen de- posits de carbonato de calcio. Ninguna de estas dos estructuras contiene cannabinoides. El macho desarrolla pequeños racimos de flores blancas que liberan el polen antes que caer de la planta. El macho muere poco después de que caen las flores. Las plantas masculinas tienen bajas cantidades de THC y por lo general se eliminan de la cosecha para evitar las ventas femeninas' pollin. Una vez que una hembra ha sido polinizada, todos sus esfuerzos se destinan a la producción de semillas, no a lo que los productores de marihuana quieren. Al dejar a la hembra sin contaminar, se obtienen cogollos más gruesos y resinosos cuyo peso se compone de material de la flor, no de semillas. La palabra española para sin semillas es "Sinsemilla", que da nombre a estas cosechas.

Para asegurar un cultivo totalmente femenino, la mayoría de los cultivadores toman esquejes de una hembra conocida y cultivan clones genéticamente idénticos en lugar de plántulas. Si tienes una cosecha de plántulas, puedes identificar a las hembras una vez que la floración haya comenzado por sus pequeños pistilos blancos similares a los de las vainas bulbosas en cada unión de ramas. Los machos producen pequeñas bolas verdes que se convertirán en flores. La estructura del tallo de la planta de cannabis es de interés para los cultivadores. Directamente debajo de la corteza verde hay dos capas responsables del agua y nutrientes entre las hojas y la planta. Las hojas son fábricas de azúcar donde la luz del sol se recoge y se utiliza en la producción deenergía.

La capa directamente debajo de la corteza externa se llama el floema, y sus tejidos son utilizados por la planta para llevar a cabo alimentos procesados en las hojas de nuevo hacia abajo en la propia planta. Debajo de esto, en capas se llama el xilema, tejido responsable del agua corriente y nutrientes de vuelta a las hojas para producir azúcares. Podemos utilizar la estructura del tallo de la planta a nuestro favor al llevar a cabo la propagación asexual. Es posible reducir el estrés a la planta madre y los esquejes mediante el uso de una técnica conocida como capa de aire. Este método implica la creación de un clon, con raíces que todavía están unidas a la planta primaria. Hacemos esto con una pequeña cirugía cuidadosa en el sitio del clon: cortar en el floema y alterar el flujo de nutrientes lejos de la zona seleccionada dejando el xilema intacto y todavía alimentando al clon recién en desarrollo.

Cuando el drenaje de los alimentos de nuevo en la madre se apaga, el clon puede utilizarlo para producir nuevas raíces. El clon será una copia genética completa de la madre, heredando todas las mismas características. El cannabis hereda sus atributos de sus plantas madre. Cuando se produce la reproducción sexual, las células germinales masculinas y femeninas se unen. Cada célula vegetal contiene cromosomas que contienen información genética. Cada par de cromosomas contiene dos genes para cada característica: las plantas de cannabis tienen diez pares de cromosomas, lo que hace 20. Las plantas que contienen estos conjuntos estándar de cromosomas se denominan diploide. Los números anormales de cromosomas dentro de una célula vegetal generalmente se conocen como plantas poliploides.

****

Capítulo 2: Elegir su ubicación

Los ambientes artificiales, conocidos como salas de cultivo, ofrecen al cultivador de cannabis una alternativa más segura al cultivo al aire libre, con el beneficio de cultivos consistentes durante todo el año. Las habitaciones de cultivo se pueden construir en varios lugares. Pueden variar en tamaño desde pequeños armarios hasta granjas de marihuana del tamaño de un almacén. Su sitio debe estar seguro y libre de temperaturas o humedad extremas. Requiere un suministro de agua y electricidad. Las salas de cultivo exitosas se pueden construir tanto en locales comerciales como residenciales.

Residencial

• Habitaciones de repuesto (las habitaciones son ideales)

• Áticos y lofts (aunque estos pueden sufrir de calor excesivo durante los meses de verano)

• Bodegas (la humedad puede convertirse en un problema en algunas bodegas y sótanos)

• Armarios y armarios

• Outhouses y casetas (incluyendo invernaderos)

• Garajes

• Casas móviles (incluyendo remolques y campistas con acceso a la energía)

• Apartamentos

Comercial

• Unidades industriales

• Almacenes

• Bloques de oficina (siempre que sean seguros)

• Edificios agrícolas (como graneros y unidades avícolas)

• Garajes de bloqueo (la energía a veces puede ser un problema en estas configuraciones)

• Unidades comerciales (áreas no utilizadas, incluido el alojamiento de vivienda)

• Unidades hortícolas

• Contenedores (estos pueden ser enterrados, pero la humedad puede convertirse en un problema en configuraciones subterráneas)

La ubicación y el tamaño de la sala de cultivo viene determinado por el cultivo que desea producir. Los cultivadores interesados en desarrollar lo suficiente para su consumo sólo necesitan una pequeña cantidad de espacio para cultivar sus plantas; una configuración de armario con iluminación de baja potencia puede proporcionar todo lo que necesitan. Aquellos que quieran cultivar a escala comercial requerirán locales donde puedan cultivar con filas de luces de sodio de alta presión de 1000 vatios e hidroponía automatizada. Una vez decidido la ubicación, se puede establecer sobre la construcción de un entorno artificial en el que crecer. Todas las configuraciones, independientemente del tamaño, tienen los mismos requisitos básicos.

• Luz del espectro correcto

• Agua a la temperatura correcta

• Nutrientes en el equilibrio correcto

• Aire rico en dióxido de carbono y bien circulado

• Humedad y temperatura dentro del rango correcto

Para lograr este entorno artificial, suministrará luz a las plantas utilizando iluminación hortícola comprada a minoristas especializados, controlará el aire, la humedad y la temperatura con calentadores, deshumidificadores, ventiladores y emisores de dióxido de carbono, y entregará nutrientes a las plantas a partir de fertilizantes.

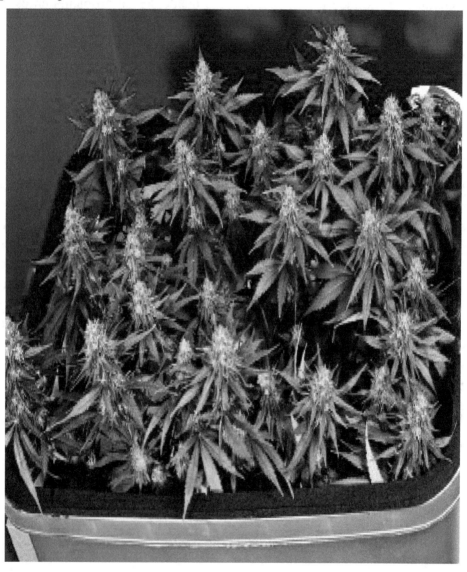

Un jardín DIY hecho de un gran contenedor Tupperware puede producir suficientes cogollos para abastecerte durante meses.

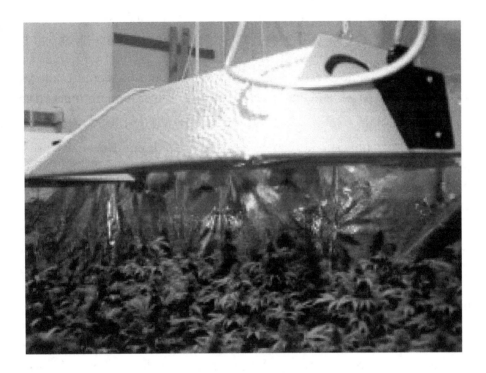

Las buenas capuchas reflectoras y un excelente revestimiento reflectante de la pared pueden ayudar a aumentar el rendimiento.

Las paredes de esta sala de cultivo están cubiertas de material altamente reflectante para maximizar la eficiencia de la luz.

Preparación de la sala de cultivo

Antes de instalar el entorno artificial, es necesario preparar la sala de cultivo. Es esencial sellar todas las ventanas y puertas para evitar la contaminación de la luz desde el exterior. En lugares residenciales, las ventanas deben diseñarse primero colgando una cortina de red o una persiana veneciana. La madera contrachapada delgada se rocía con pintura negra mate y se fija sobre toda la abertura de la ventana desde el interior, finalmente, cinta a lo largo de los bordes con cinta adhesiva para asegurarse de que la ventana es a prueba de luz. Cuando las ventanas se ven desde el exterior, aparecen negras, por lo que la placa crea una ilusión óptica detrás de la red o persianas que son difíciles de detectar, incluso de cerca. La habitación parece como si estuviera vacía y sin iluminar. Los controladores atmosféricos ayudan a mantener la humedad y la temperatura óptimas en su sala de cultivo.

Supongamos que no está utilizando emisores de dióxido de carbono y siempre que no sea una ventana en la planta baja o orientada al vecino donde se puedan detectar olores. En ese caso, los respiraderos se pueden integrar en la pantalla de madera contrachapada. Sin embargo, debe asegurarse de dejar la ventana ligeramente abierta. La curvatura está canalizando dos veces a 90o para evitar que la luz escape. Si no es posible fijar un respiradero en la abertura de la ventana, utilice dos longitudes de conductos que se ejecutan desde el mejor punto de entrada para darle una entrada y salida de ventilación, situada en los extremos opuestos de la habitación. Los respiraderos pueden ser ventiladores extractores de baño, aunque estos pueden ser un poco ruidosos para algunas configuraciones. Los extractores silenciosos se pueden comprar y definitivamente valen la pena el costo adicional. Limpie bien la sala de cultivo, retire todas las superficies con un desinfectante diluido o una solución de lejía al 5%, y luego pinte las paredes de blanco.

La distribución de la luz en una sala de cultivo se incrementa significativamente haciendo que todas las superficies y paredes sean reflectantes. La pintura blanca es hasta un 75% eficiente para reflejar la luz de su cuerpo. La lámina Mylar, disponible en la mayoría de los proveedores hidropónicos, es un 95% eficiente en la reflexión de la luz y se puede utilizar para cubrir las superficies de la pared o colgado en un marco para hacer una tienda cerrada y reflectante. Las alternativas a la pintura o la lámina Mylar son láminas de plástico blanco o papel de aluminio. Utilice papel de aluminio con el lado brillante mirando a la pared para evitar puntos calientes. Los espejos no deben utilizarse como reflectores porque absorben la luz en lugar de rebotar de nuevo en las plantas en crecimiento.

Consejos

- Los ventiladores de escritorio de oficina son ideales para la circulación de aire.
- Green Planet proporciona excelentes nutrientes para todo tipo de cultivadores.
- Las condiciones del suelo se pueden mejorar mediante el uso de aditivos como perlita, vermiculita y musgo de turba natural.

Durante el día, cierra la puerta de la sala de cultivo y párate en la habitación oscurecida – de esta manera, verás cualquier luz que no esté bloqueada de manera efectiva, y podrás remediar la situación. Recuerde que la luz que entra en el área de cultivo arruinará su ciclo de floración, y la luz que brilla desde la sala de cultivo puede comprometer su seguridad. Los sitios para tener cuidado son pérdidas alrededor de ventanas y puertas y grietas en los pisos o ladrillos. Utilice cinta de aluminio o conducto para sellar las fugas.

****

Capítulo 3: Seguridad

Sean cuales sean sus necesidades, la ubicación de su sala de cultivo debe ser secreta. Si usted está cultivando a pequeña escala en casa, usted debe mantener el conocimiento de su sala de cultivo confinado a una base de "necesidad de saber". Si tiene una configuración más extensa lejos de casa, debe tomar medidas para evitar que se le siga. Aprender algunas técnicas básicas de contravigilancia puede ayudar a mantenerte un paso por delante de las autoridades. Si vives en una ciudad o ciudad grande, mantén los cargos fuera de tu camino mientras te mudas hacia y desde tu sala de cultivo usando transporte público (abordar autobuses y trenes en el último momento posible), entrar en grandes almacenes ocupados y salir por las salidas de incendios. Trate de encontrar rutas que impliquen cruzar puentes peatonales o utilizar túneles peatonales subterráneos donde cualquiera que le siga es canalizado y obligado a mostrarse a sí mismo.

Cambie regularmente su ruta. Si tienes que conducir a tu sala de cultivo, toma un curso que implique moverte a través de semáforos y calles de un solo sentido. Trate de cronometrando sus cruces a medida que las luces cambian y hacer desvíos prominentes que un vehículo de cola no puede copiar sin ser notado. Los equipos de vigilancia utilizarán cuatro o más coches para seguirte, incluidas las motocicletas, así que siempre trate de ser lo que la policía denomina "vigilancia consciente". Encuentra un área lejos de tu ubicación de origen donde puedas detenerte y revisar físicamente la parte inferior de tu vehículo, ya que los dispositivos de rastreo modernos se pueden colocar debajo y mantener en posición una serie de pequeños imanes. Estos dispositivos tienen un alcance de más de seis millas. Se utilizan regularmente en operaciones policiales, junto con sistemas de rastreo por satélite que tienen contenido ilimitado. Los dispositivos de seguimiento emiten una señal que les permite ubicarse con dispositivos portátiles comprados a proveedores especializados. ¿O ha barrido su vehículo por una empresa de buena reputación para detectar y eliminar dispositivos de escucha y vigilancia?

Si usa un teléfono celular, déjelo en casa cada vez que visite su sala de cultivo. Incluso cuando están apagados, los teléfonos celulares emiten una señal de pulso, alimentada por su batería interna, que está destinada a vincular el teléfono al transmisor más cercano. La señal de pulso también puede proporcionar a la compañía telefónica detalles de sus movimientos que la policía puede y utiliza, tanto en las operaciones de vigilancia como en los casos judiciales. Es muy tentador tomar fotos de sus plantas, pero tenga mucho cuidado al usar la aplicación de cámara digital de su teléfono celular. Por ejemplo, los iPhones más recientes tienen una función GPS integrada que registrará la ubicación exacta donde se toma la imagen. Esta instalación GPS es extraordinariamente invasiva y también rastreará sus movimientos en tiempo real en la aplicación incorporada de 'mapas'.

Su teléfono celular se puede utilizar para rastrear sus movimientos y como evidencia en su contra en un tribunal de justicia. Déjalo en casa cuando visites tu sitio de cultivo. También debe evitar ponerse en contacto con asociados en su teléfono celular o teléfono fijo. La intervención telefónica es utilizada por la policía tanto legalmente, con las órdenes judiciales pertinentes, como ilegalmente. La mayoría de la vigilancia telefónica nunca se menciona en los casos judiciales y se utiliza únicamente para recopilar información sobre usted, así que nunca discuta nada en su teléfono. Los teléfonos celulares son fáciles de acceder, y los servicios de mensajería de texto /voz son aún más cómodos porque su número puede ser clonado en una instalación de computadora portátil donde los mensajes se pueden grabar y guardar. Parte del procedimiento policial consiste en vincular los objetivos de vigilancia por los números que el teléfono. Las fechas y horas se indican y se enumeran, lo que ayuda a los equipos de inteligencia policial a construir una imagen de sus asociados.

Presentarán esta información en cualquier caso judicial posterior para vincular a los demandados. Use teléfonos públicos cuando necesite ponerse en contacto con alguien, pero tenga en cuenta que los equipos de vigilancia están capacitados para esperar cerca del teléfono público, incluso haciendo cola mientras lo usa para estar al lado de usar el teléfono y verificar su llamada. Marcan un número especialmente establecido que se está cambiando continuamente. Un operador les dice todas las conexiones hechas desde ese teléfono. Aunque la policía consigue los números, no pueden grabar la conversación. Al doblarse a sí mismo y mirar a las personas que usan el teléfono o la cabina telefónica después de usted, puede frustrar sus esfuerzos.

Un amigo mío me mostró declaraciones que un equipo de vigilancia policial había hecho sobre él. Un oficial escribió: "Esperé fuera de la cabina telefónica, Smith terminó su llamada y luego dejó la cabina, sostuvo la puerta abierta para mí y me dijo: 'Todavía hay crédito izquierdo compañero.' Esperé, y luego verifiqué todas las llamadas que había hecho desde esa cabina. Sin darse cuenta de que estaba bajo vigilancia, mi amigo había dejado crédito en el teléfono para el oficial de vigilancia que lo usó para comprobar todos los números de teléfono que había llamado.

Tenga cuidado de dejar huellas dactilares en cualquier bolsa de plástico que utilice mientras crece. Las huellas digitales se pueden usar para incriminarte en la corte, así que usa un par de guantes mientras trabajas. Los equipos de grabación activados por voz se utilizan en toda Europa y América del Norte. Al grabar y analizar sus patrones de voz, luego cargar esta información en el programa informático, la compañía telefónica puede interceptar su llamada. La activación de palabras clave también está en uso y marca palabras específicas que puede usar por teléfono, como "drogas" o "cannabis". Tenga en cuenta que los dispositivos de escucha se colocan rutinariamente en las casas de los distribuidores de cannabis sospechosos, a menudo ilegalmente, y la información recopilada se recopila y se actúa sobre la que se actúa.

Desde los ataques terroristas del 11 de septiembre, se han concedido a los servicios de seguridad poderes sin precedentes para llevar a cabo una vigilancia intrusiva contra cualquier ciudadano al que decidan atacar. Evite dejar huellas dactilares en su jardín o en cualquier equipo. Esto no es tan relevante para los pequeños productores domésticos, pero cualquier persona que trabaje a mayor escala siempre debe usar guantes. Lo primero que hacen los oficiales de la policía cuando se descubre una fábrica de cannabis es tomar huellas dactilares de cada superficie. Tenga cuidado de llevar el equipo a la sala de cultivo que ha manejado lejos de la zona. Por favor, no toque ninguna bolsa de plástico que use para empaquetar y distribuir marihuana seca: así es como identifican a los cultivadores.

Retire toda la identificación que pueda vincular sus luces y equipos con cualquier proveedor hortícola, o la policía tomará declaraciones de ellos. No todos cooperarán, pero en mi última condena, las palabras de un proveedor de hidroponía y semillas de cannabis del Reino Unido dieron detalles policiales de cada compra que había hecho que se remontan a 18 meses atrás. La compañía y el escuadrón de drogas registraron la base de datos de computadoras de la compañía para ver si alguno de los nombres de los acusados aparecía en su lista de correo. Los agentes de policía del Reino Unido incluso viajaron a Holanda para hablar con un importante fabricante de iluminación hortícola con sede allí, ya que habían encontrado varias de sus luces en nuestra posesión. No guarde ningún registro que pueda implicarle en actividades ilegales.

Los equipos de investigación de la policía buscarán cualquier papeleo que pueda vincularse a usted. Nunca mantenga registros escritos de números de teléfono, direcciones o incluso el progreso de su cultivo. Cualquier operación financiera que haya escrito se llamará "listas de transacciones" y se utilizará para calcular cuánto se ha beneficiado de su cultivo. Su beneficio se utiliza en su contra en las comparecencias ante la corte, lo que resulta en multas más altas para los productores más pequeños y más prisión vital para los productores más grandes. Si usted está sujeto a confiscaciones de activos, estas listas aumentarán la cantidad que debe pagar.

Evitar la detección de olor y calor

El olor distintivo que producen las plantas de cannabis al crecer puede contenerse fácilmente dentro del área de cultivo. El olor no penetrará a través de las paredes; sin embargo, los respiraderos pueden ser una preocupación, así que trate de colocar los conductos de ventilación para que no permitan que se detecten olores. Coloque los filtros sobre los conductos de ventilación para evitar que los olores picantes escapen. Los filtros de carbono funcionan bien; sin embargo, aunque el carbón activado puede durar hasta 12 meses, debe reemplazarlos mucho antes. Los ionizadores afectan el control de los olores en configuraciones más pequeñas y funcionan emitiendo iones negativos en el área de crecimiento. Los

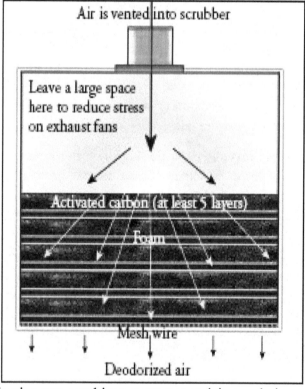

purificadores de aire que combinan potentes emisiones de iones con filtros de carbono multietapa que absorben el olor se pueden comprar y son ideales para un cultivo más pequeño

Habitaciones. Los generadores de ozono también se pueden utilizar para eliminar los olores de su área de cultivo, y son útiles; sin embargo, muchos cultivadores los evitan debido al riesgo para la salud que el ozono (O_3) puede suponer. Las moléculas de ozono se descomponen rápidamente una vez liberadas, normalmente en 30 segundos; sin embargo, una vez que los olores han sido destruidos, O_3 pronto puede acumularse en la habitación. Usted puede construir un generador de ozono usted mismo usando un transformador de señal de neón de alto voltaje, pero asegúrese de colocar esto cerca de un ventilador de escape externo y sólo considere el uso de uno cuando otros métodos resulten ser ineficaces. Fui condenado por dirigir una fábrica de cannabis del tamaño de un almacén ubicada en el corazón de una zona residencial durante más de dos años. Nunca se detectó ningún olor. Todo lo que hicimos fue instalar filtros de carbono sobre los ventiladores de escape y reemplazarlos regularmente. Las fuerzas policiales ahora utilizan helicópteros equipados con cámaras termográficas que identifican fuentes inusuales de calor.

Cuando vuelan sobre las ubicaciones de las habitaciones de crecimiento, pueden causar problemas para el cultivador; sin embargo, no son tan eficaces cuando se utilizan en horas de luz diurna. Cualquier persona que ejecute una configuración más extensa debe tener el ciclo de luz ajustado para aprovechar esto. Localice granjas más grandes en áreas industriales donde se produce la fabricación o cultive en áreas rurales donde los vuelos no ocurren. Los cultivadores más pequeños no tienen por qué preocuparse por las fuentes de calor a menos que la sala de cultivo se encuentre en un techo o en la habitación de arriba. El imager no es tan sensible. Windows puede ser un problema. Si tiene calor excesivo en la habitación, estos se vuelven muy notables en el imager térmico.

Las mantas de supervivencia, también conocidas como mantas espaciales, pueden ayudar a contener el calor. Muchos cultivadores los utilizan para cubrir las aberturas de las ventanas y las paredes; sin embargo, tendrán dificultades para eliminar la firma de calor y sólo se utilizarán junto con una ventilación y aire acondicionado adecuados. Trate de colocar los respiraderos cerca, o en, los senos de la chimenea o los flujos de escape de calefacción, donde el calor se produciría naturalmente. Muchos cultivadores tratan de localizar cultivos más grandes en áreas del sótano donde es más fácil disipar el calor. Si debe utilizar un espacio para el techo,

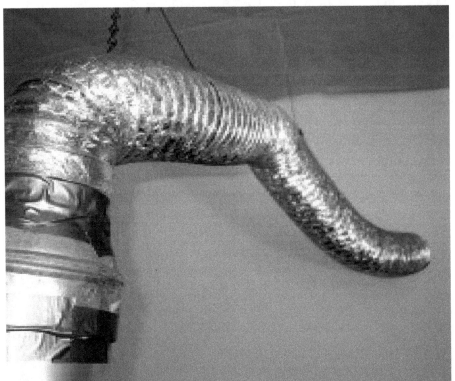

trate de tomar las precauciones adecuadas contra la firma de calor aislando el espacio con material que refleje el calor y utilizando respiraderos bien posicionados. La acumulación excesiva de calor puede ser un problema particular durante los meses de invierno. Si usted tiene nevadas en su área, usted no quiere ser la única casa sin nieve en el techo. Una vez que el helicóptero haya identificado un crecimiento potencial, las autoridades investigarán más a fondo el uso de imágenes térmicas portátiles. En algunos aspectos, estos son más problema para el productor que los sistemas basados en helicópteros. Estos dispositivos le dan a cada oficial de policía la capacidad de detectar las emisiones de calor de su sala de cultivo.

El sistema extractor de la sala de crecimiento de Sinsemilla Nursery evita que el jardín se sobrecaliente. Sinsemilla Nursery también realiza servicios de consulta para los productores. Para hacer un filtro de aire de carbono, simplemente coloque capas de 20 mm de espuma entre al menos cinco capas de 250 mm de carbono y use alambre de malla para apoyar la capa inferior. Sustituya el carbono cada tres o cuatro meses. La manta de supervivencia en las paredes proporciona aislamiento. Evita la pérdida de calor: el ventilador se ventila directamente desde el área de la lámpara para eliminar el exceso de calor de las bombillas.

A las autoridades no les gusta liberar cifras, pero el porcentaje de salas de cultivo detectadas únicamente por cámaras termográficas es pequeño; la mayoría de las incautaciones son hechas por la policía que actúa sobre la información de los informantes. En la mayoría de los casos, los generadores de imágenes térmicas sólo se despliegan después de que se haya recibido una notificación sobre una posible fábrica de cannabis, ya que los vuelos de helicóptero son caros de financiar y se implementan mejor en otros lugares. Sin embargo, la mayoría de las compañías eléctricas utilizan helicópteros para inspeccionar sus líneas eléctricas. Muchos de ellos también están equipados con cámaras termográficas. Las autoridades ahora subcontratan el trabajo de vigilancia a estas empresas y despliegan sus cámaras de imagen térmica en nombre de la policía. Mantener su crecimiento tan discreto como sea posible significa que puede disfrutar de nugs húmedos como estos en la privacidad de su propia casa!

****

Capítulo 4: Sistemas de electricidad e iluminación

Las enormes lámparas por encima de este jardín hidropónico requieren una amplia ventilación para evitar que el calor se acumule. Las compañías de electricidad monitorean las facturas de sus clientes. Si hay un fuerte aumento en el consumo, se pondrán en contacto con usted, por lo general de manera inocente, para preguntar por qué. Incluso pueden querer comprobar si el medidor está defectuoso. Las compañías eléctricas no están tan preocupadas por la cantidad de electricidad que está utilizando, sino más bien por la cantidad que está utilizando en relación con el uso pasado, por lo que cualquier aumento o disminución significativa desencadenará una bandera en el software de facturación de la compañía eléctrica. En el caso de una reducción marcada, es posible que deseen cambiar el medidor y comprobar su calibración. Si todavía sospechan algo, pueden poner un dispositivo de control de medidores en la línea aguas arriba de su casa durante unas semanas, lo que identificará cualquier discrepancia.

Un gran número de lámparas HID que se encienden simultáneamente causará lo que se conoce como un "pico" monitoreado por la compañía eléctrica. Ha habido informes de agentes de la ley que identifican fábricas de cannabis a través de este aumento. Supongamos que sólo está utilizando un pequeño número de lámparas HID. En ese caso, esto no debería presentar un problema, pero en configuraciones más grandes, tratar de escalonar las startups de los bancos de lastres o considerar el uso de generadores. Las disposiciones más pequeñas que utilizan luces fluorescentes, LEDs o pequeños sodios de alta presión no harán una impresión marcada en el consumo. Aún así, una configuración de rotación más extensa con más de seis lámparas de 1.000 vatios girará las esferas del medidor. Algunos forajidos emprendedores pasan por alto sus contadores de electricidad para que se le dé una lectura falsa a la compañía eléctrica. Otros se han sabido para conectar transformadores modificados a los dos cables exteriores que entran en la caja del medidor, haciendo que los diales giren hacia atrás.

Las empresas son conscientes de estos movimientos y están sacando a la salida sistemas más sofisticados, pero incluso las tarjetas digitales y los medidores esenciales pueden ser desviados. Sin embargo, hackear un medidor de electricidad no detendrá los picos de energía; seguirás dibujando la misma electricidad; simplemente no se registra en su medidor. Los nuevos sistemas digitales ahora pueden medir el uso de electricidad en el transformador de la subestación sin necesidad de un medidor doméstico. Estos han sido diseñados específicamente para poner fin al robo de electricidad, ya que la medición en el transformador elimina la capacidad de los ladrones para evitar o manipular los medidores convencionales. Esta tecnología es nueva y no está instalada universalmente. En la actualidad, sólo es rentable instalar sistemas sin medidores en viviendas de nueva construcción. El robo de electricidad aumentará la gravedad de cualquier castigo. ¿Debería descubrirse su sala de cultivo y se han encontrado casos de cultivos de cannabis debido al robo de energía?

¡La electricidad puede matarte si no sabes lo que estás haciendo!

La combinación de electricidad y agua que se encuentra en entornos de sala de cultivo es potencialmente letal, por lo que montar todos los accesorios fuera del suelo y lejos de los tanques de almacenamiento de agua. Instale disyuntores en la configuración para apagar el sistema si desarrolla un problema. Si no está seguro acerca de cualquier cableado, consulte a un electricista calificado. Con una gestión cuidadosa, es posible dirigir una sala de cultivo que no atraiga la curiosidad de la compañía eléctrica. Puede ejecutar una unidad sigilosa de varias lámparas de 400 vatios que no costará más que ejecutar un poco de calentador eléctrico adicional en su casa. Se necesitaría una presión concertada de la policía para hacer que una compañía eléctrica busque estos pequeños aumentos en las facturas de los consumidores. La compañía no necesita estar atada en la corte testificando, perdiendo dinero y horas de trabajo sin ningún beneficio para los accionistas.

La conclusión es que la compañía eléctrica quiere que su factura sume; por eso están en el negocio. Los cultivadores pueden reducir el consumo de

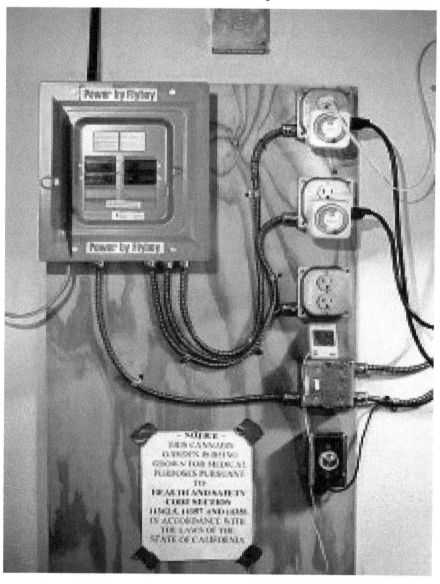

electricidad de la habitación que no crece cambiando a gas para la calefacción doméstica y los aparatos de cocina. Computadoras, aire acondicionado, calentadores de agua y hervidores eléctricos utilizan mucha energía para moderar su uso; comprar una tetera que se calienta en la cocina de gas y bombillas de ahorro de energía en toda la casa, bajar el termostato en su calentador de agua y no utilizar un horno de microondas (que es tanto como 1500 vatios), lavar los platos a mano y asegurarse de que no se dejan luces o aparatos eléctricos en innecesariamente. Los buenos cultivadores monitorean la temperatura de su jardín con mucho cuidado debido al exceso de calor producido por las lámparas HID, lo que puede obstaculizar el crecimiento y causar moho.

Generadores

Es posible ir 'fuera de la red' y ejecutar su sala de cultivo en un generador eléctrico alimentado por combustible. El tamaño del generador requerido se rige por el número de luces, extractores y otros equipos eléctricos que va a ejecutar, y por lo tanto, necesita calcular el consumo total de energía de la sala de cultivo. Siempre compre un generador que produzca mucho más potencia de la que su sala de cultivo necesita para evitar cualquier tensión en el motor y proporcionar un búfer. Todavía es mejor ejecutar dos generadores más pequeños uno al lado del otro o complementar una máquina con la energía de su hogar. Los generadores requieren un mantenimiento regular y pueden sufrir averías. Los humos de escape son tóxicos y deben ventilarse en el exterior. Esto se hace mejor extendiendo el escape original hacia arriba y fuera del área de cultivo, utilizando tuberías de metal de diámetro más grande. Tape cualquier conexión en su extensión de escape con 'cinta de reparación de escape', disponible en las tomas de venta de accesorios para automóviles. Todos los generadores son ruidosos, e incluso las llamadas unidades de funcionamiento silencioso son audibles. Aún así, los equipos pueden ser silenciados colocándolos en un recinto insonorizado. Los costos de combustible son la consideración principal para el cultivador, y hay dos tipos básicos de generador disponibles:

Gasolina

Estos son más silenciosos que los generadores alimentados con diésel y son comparativamente baratos de comprar, pero caros de ejecutar. Son útiles en configuraciones compactas o fuentes de alimentación adicionales para salas de cultivo más grandes que dibujan demasiada electricidad. Después de seleccionar la potencia correcta para sus productos, compruebe cuánto tiempo la máquina funcionará en un tanque de combustible lleno. Esto le dará una idea de los costos diarios de funcionamiento. Es posible tener generadores de gasolina convertidos para funcionar con propano, limpiador, y una fuente de CO_2 que se puede utilizar en el área de cultivo. Sin embargo, estos humos aún no deben ser inhalados.

Diesel

Estos generadores son ruidosos pero fiables y más baratos de ejecutar que los motores de gas. Si piensas en alimentar una sala de cultivo más grande 'fuera de la red', tendrás que adquirir un generador diesel. Comprar generadores más grandes de segunda mano y hacer que sean atendidos por un distribuidor local. Los utilizados por las compañías cinematográficas para alimentar los rodajes fuera de la puerta son ideales y muy silenciosos. Aún así, los generadores utilizados para alimentar la iluminación y los trabajos de construcción están más fácilmente disponibles y son confiables. Sin embargo, estos tienden a ser ruidosos. Su compañía de electricidad local también tendrá potentes generadores diesel durante fallas de energía y trabajos de mantenimiento; estos a veces están disponibles en el mercado de segunda mano, pero son demasiado ruidosos. No se ponga en contacto con la compañía eléctrica para solicitar estos generadores de doble mano. Súbalos a través de craigslist o un distribuidor de segunda mano de buena reputación.

El principal beneficio de los generadores diésel es que se pueden ejecutar con combustibles de bajo costo como biodiesel, algunos aceites de calefacción o aceite de calentamiento de parafina (queroseno) mezclado con una pequeña cantidad de aceite de motor lubricante (generalmente 2 pintas de aceite a 5 galones de aceite de calefacción). El aceite vegetal fresco también se puede utilizar como combustible, pero es demasiado denso en su estado original. Por lo tanto, se mezcla 50/50 con aceite diesel, o se puede añadir 1 pinta de licor metilado (metanol) a 4 galones de aceite de cocina. Esto alimentará un motor diésel, pero menos eficientemente que el biodiesel, un combustible re-multado hecho de aceites vegetales o grasas animales. Consulte en línea para obtener información sobre buenas mezclas de combustible para su marca de generador específico. Hay alguna variación entre diferentes marcas y modelos.

El concepto de utilizar el aceite vegetal como combustible del motor se remonta a 1895 cuando el Dr. Rudolf Diesel desarrolló el primer motor diesel, que fue impulsado por aceite de cacahuete. Henry Ford desarrolló aún más el motor para funcionar con el aceite de cáñamo, particularmente apto para alimentar los crecimientos de cannabis. Es fácil hacer su biodiesel a partir de aceite vegetal desechado obtenido de los puntos de venta de comida rápida. El aceite de cocina debe separarse en glicerina y ésteres (biodiesel). Sin embargo, es un proceso que consume mucho tiempo. Aunque se puede filtrar y añadir espíritu metilado, es más eficiente cuando se procesa con metanol (CH_3OH) y sosa cáustica o lese (NaOH). El metanol y la soda cáustica se combinan para formar una mezcla conocida como mexóxido de sodio (Na^+ CH_3O^-), que es muy ácida. Si intenta hacer biodiésel refinado usted mismo, asegúrese de usar un respirador adecuado, guantes resistentes a productos químicos y protección para los ojos.

Fabricación de biodiésel refinado a partir de aceite de cocina de desecho

Precaución:

• No inhale vapores químicos de procesamiento.

• Tenga siempre una manguera en marcha y use el equipo de protección correcto.

• Si algún producto químico salpica sobre la piel, lave inmediatamente con agua.

• Utilice únicamente recipientes de vidrio, esmalte o acero.

Requisitos:

• Potente taladro eléctrico con accesorio de mezcla de pintura o yeso.

• Contenedor de mezcla (el tambor de aceite de acero).

• Fuente de calor (no utilice una llama abierta).

• Termómetro.

• Respirador.

• Guantes resistentes a productos químicos.

• Protección ocular.

• Agua corriente de emergencia en caso de salpicaduras, ya que el metanol se quema sin dolor.

1. El aceite vegetal debe filtrarse si contiene partículas de alimentos u otra materia extraña; utilizar una doble capa de tela de queso en un embudo. Es posible que tenga que calentar el aceite a 95 oF para asegurarse de que funciona libremente.

2. Una vez filtrado el aceite. Se coloca en el recipiente de mezcla y se calienta a 212 oF para hervir cualquier agua. 3. Mezcle la soda cáustica (o Lye) y el metanol para formar metóxido de sodio que luego se añade al aceite. Experimente con pequeñas cantidades medidas de la soda cáustica, metanol y mezcla de aceite en un vaso, frasco atornillado, agitando suavemente hasta que se disuelva. Si la glicerina y los ésteres se separan, usted tiene la mezcla correcta; la glicerina semi-líquida tiene un color

marrón oscuro. El biodiesel es de color miel. Si no se separan, agregue más soda cáustica / Lye.

Una vez que tenga la mezcla correcta, a continuación, escalar las cantidades para obtener la cantidad requerida de su tambor más grande. Una guía aproximada es:

• Aceite vegetal de 5 galones

• Metanol 1 galón

• Soda cáustica o Lye (variable) a 127,7 gramos (4,3 oz)

4. Agregue inmediatamente el mexóxido de sodio al aceite de su tambor de acero y mezcle con el accesorio de taladro/mezcla durante un mínimo de una hora. Una vez completada la mezcla, deje que la mezcla se asiente durante al menos 8 horas. La glicerina más pesada se hundirá en la parte inferior del recipiente dejando el biodiesel (ésteres) en la parte superior.

5. El biodiesel se puede bombear, y la glicerina drenada o izquierda para solidificar. Puedes dejar que la glicerina se asiente durante cuatro semanas. El metanol restante se habrá evaporado, y la glicerina se puede componer.

6. Se debe permitir que el biodiésel permanezca de pie durante al menos 24 horas antes de que se caliente de nuevo a 212 oF para eliminar el agua restante.

7. El biodiésel debe permanecer durante otros siete días para permitir que los residuos de jabón se asienten. A continuación, el combustible se bombea desde la parte superior y se filtra de nuevo. Puede utilizar tela de queso en un embudo, pero es mejor utilizar un coche o filtro de combustible marino para el filtrado final. El biodiesel mal purificado puede obstruir los filtros de combustible de su generador.

Examine visualmente su biodiesel recién hecho; debe parecer un aceite vegetal claro y marrón claro. Compruebe el pH; debe ser neutro (pH 7). Ahora está listo para ser utilizado como un combustible de motor respetuoso con el medio ambiente. El biodiesel limpia las películas de combustibles fósiles que recubren las partes interiores de los motores diésel más antiguos. Cuando cambie por primera vez al biodiesel, tenga cuidado de revisar y cambiar los filtros de combustible de su generador con regularidad.

Fuentes de energía alternativas

Energía Solar

Las células solares fotovoltaicas (PV) convierten directamente la luz solar en electricidad. Las células fotovoltaicas más superficiales alimentan relojes y calculadoras. Simultáneamente, los sistemas más complejos pueden generar electricidad para un solo edificio o, en mayor número, para plantas de energía que también utilizan "sistemas de energía solar concentrados", que utilizan el calor del sol para generar electricidad. La luz solar se recoge y se enfoca con espejos para crear una fuente de calor de alta intensidad. Esto produce vapor o energía mecánica para ejecutar un generador que crea electricidad. Los paneles solares convierten la luz solar directamente en electricidad con una eficiencia de alrededor del 13%. La superficie de la tierra recibe cerca de 1.000 vatios por patio cuadrado de

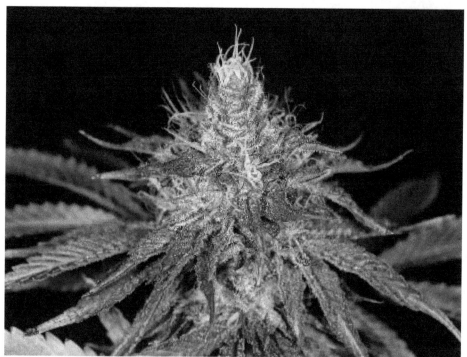

energía del sol. Los paneles solares pueden convertir estos 1.000 vatios en aproximadamente 130 vatios de electricidad por patio cuadrado de panel solar

Superficie. Dado que los paneles solares suelen estar montados en una posición fija, el sol no siempre los golpea directamente, y no se puede contar con la obtención de los 130 vatios completos todo el día. Temprano en la mañana y más tarde en el día, los paneles solares tienen una producción muy reducida. Como regla general, puede obtener el equivalente a aproximadamente el 42% de la salida máxima por 12 horas de luz solar y menos en días nublados.

Los principales inconvenientes del uso de paneles solares son el costo de compra e instalación; se requieren doscientos cincuenta paneles solares con respaldo Kevlar, 12 pulgadas cuadrados y 3w-12v con 250 diodos cableados en seric, uno con cada panel produce 750 vatios. También necesita luz solar para crear la energía, y los sistemas dependen de las baterías de CC para que la energía producida durante el día se pueda almacenar. La electricidad producida por un módulo fotovoltaico debe funcionar a través de un inversor para convertirla de corriente continua a alimentación de CA. Al considerar un sistema fotovoltaico, debe preocuparse por la salida de CA. Es decir, cuánta energía está saliendo del inversor y en su sistema de cultivo.

Corriente Alterna
(AC) es un flujo de electricidad que cambia constantemente de dirección entre positivo y negativo.

Corriente directa
(DC) fluye continuamente en una dirección. Los sistemas de acoplamiento directo no necesitan almacenamiento eléctrico porque solo funcionan durante las horas de luz del día, lo que limita su utilidad. Los paneles solares no se recomiendan como fuente de alimentación única, incluso si solo ejecuta LEDs o luces fluorescentes compactas. Sin embargo, supongamos que está pensando en invertir en energía solar para su hogar. En ese caso, son una adición rentable a su fuente de alimentación y, si se

41

combinan con la energía de la red eléctrica, pueden reducir significativamente sus facturas de electricidad. La mayoría de los usuarios solares están acoplados a la red de servicios públicos y venden el exceso de electricidad a las compañías eléctricas. Los sistemas independientes producen energía independientemente de la red. Los sistemas híbridos combinan la energía solar con fuentes de energía adicionales, como generadores eólicos o diésel. Estas son una mejor opción para los cultivadores remotos.

Sistemas de Energía Eólica Pequeña

Las turbinas eólicas son costosas y solo son adecuadas para zonas rurales en las que la planificación de restricciones puede prohibir aplicaciones independientes más grandes. Sin embargo, las turbinas eólicas más pequeñas pueden conectar la energía de la red eléctrica (también denominadas sistemas conectados a la red). Un aerogenerador conectado a la red puede reducir el consumo de electricidad suministrada por servicios públicos. Si la turbina no puede entregar la cantidad de energía que necesita, la utilidad marca la diferencia. Cuando el sistema eólico produce más electricidad de la que el hogar requiere, el exceso se puede vender automáticamente a la compañía de servicios públicos. Aparte del costo inicial de instalación, la desventaja de la generación de energía eólica es que necesita una velocidad media anual del viento de al menos nueve mph.

Luz

Este es uno de los factores significativos que afectarán el crecimiento de su planta de cannabis. Las plantas utilizan un proceso conocido como fotosíntesis para convertir el dióxido de carbono en azúcar, liberando oxígeno de vuelta a la atmósfera mientras llevan a cabo este proceso químico. Aunque la luz parece blanca para el ojo humano, es, de hecho, una mezcla de colores. Las plantas absorben el espectro rojo, violeta y azul, dejando el verde como el color que vemos; esto indica que el verde es el espectro de color menos absorbido. A pesar de que las luces HID tienen inclinaciones hacia un extremo particular del espectro de luz (azules para halogenuros metálicos, rojos para sodio de alta presión), emiten luz en todo el rango visible de la misma manera que una bombilla doméstica. En general, las plantas responden a toda la luz; sin embargo, se benefician de varias longitudes de onda azules y rojas. En consecuencia, obtienen el menor servicio de verdes y amarillos, ya que la mayor parte se refleja.

Cobertura de luz y espaciado

Todo el interior crece para requerir un mínimo de 50 vatios de HID (6.000 lúmenes por 1 pie cuadrado) del área iluminada:

• Un HID de 250 vatios iluminará un jardín de 2' × 2'.

• Un HID de 400 vatios iluminará un jardín de 3' × 3'.

• Un HID de 600 vatios decorará un jardín de 3,5' × 3,5'.

• Un HID de 1.000 vatios decorará un jardín de 4' × 4'.

La distribución uniforme de la luz se logra mejor utilizando varias lámparas de potencia inferior que las luces individuales de 1.000 vatios. Tres 2 ENCENDIDAs de 600 vatios de × darán una mejor distribución de la luz que dos × 1.000 vatios en la misma zona de crecimiento, a pesar de tener menos intensidad. Del mismo modo, dos × lámparas de 400 vatios son mejores que una × 1.000 vatios. Las luces se clasifican generalmente en vatios y lúmenes, pero esto no es tan preciso como de la medida estándar de energía conocida como radiación disponible fotosintética (PAR).

Radiación fotointética disponible (PAR)

Se diferencia de los lúmenes en que no es una medida directa de la energía. Es la medida estándar de la luz disponible para la fotosíntesis y se expresa en fotones. La fotosíntesis tiene lugar a medida que las plantas absorben estos fotones. PAR mide la salida de la lámpara entre 400 y 700 nanómetros (nm).

Vatio

Esta es la unidad de potencia estándar. Un julio de energía por segundo corresponde a una capacidad de 1 vatio. Como regla general, los jardines de cannabis requieren al menos 50 vatios por pie cuadrado.

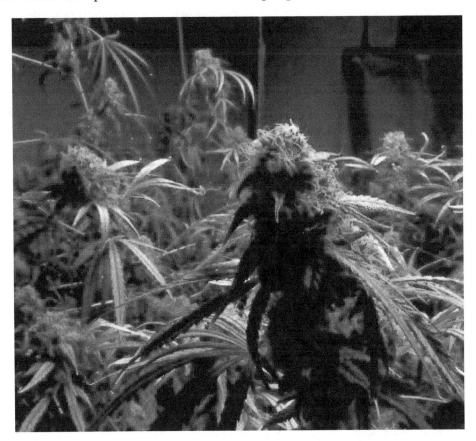

Lúmenes

Los lúmenes son la medida de la intensidad de la luz y son relativos, pero diferentes de, vataje. Se basan en lo que el ojo humano puede ver en lugar de lo que una planta utiliza para la fotosíntesis. Los jardines de cannabis interiores requieren de 3.000 a 9.000 lúmenes por pie cuadrado, y los jardines exitosos reciben al menos 6.000 lúmenes por pie cuadrado. La salida de lúmenes es una medida de flujo (energía de luz que emite una lámpara). Esto alcanza un máximo de alrededor de 550 nm, la región verde del espectro de luz, y disminuye en las longitudes de onda roja y azul. Esto significa que dos fuentes de luz que emiten la misma cantidad total de energía pueden tener diferentes clasificaciones de lúmenes. La intensidad de la luz disminuye rápidamente a medida que aumenta la distancia de la bombilla, una bombilla HPS de 400 vatios emite inicialmente 50.000 lúmenes a 1 pie, pero esto cae a alrededor de 3.500 lúmenes a 4 pies de distancia. Por lo tanto, debe asegurarse de colgar una lámpara HPS de 400 vatios al menos a 2 pies del dosel para que le dé a sus plantas 12.500 lúmenes, lo que es más que suficiente para promover el desarrollo de cogollos pesados.

Puede cultivar cannabis rápidamente bajo una lámpara de 70w con una capucha reflectora como esta.

1 × HPS de 400 vatios

Distancia de 1 pop a 50.000 lúmenes

Distancia de 2 pies a 12.500 lúmenes

Distancia de 3 pies a 5.555 lúmenes

Distancia de 4 pies a 3.571 lúmenes

1 × HPS de 600 vatios

Distancia de 1 pop a 90.000 lúmenes

Distancia de 2 pies a 22.500 lúmenes

Distancia de 3 pies a 9.999 lúmenes

Distancia de 4 pies a 6.428 lúmenes

1 × HPS de 1000 vatios

Distancia de 1ft a 140.000 lúmenes

Distancia de 2 pies a 35.000 lúmenes

Distancia de 3 pies a 15.555 lúmenes

Distancia de 4 pies a 9.999 lúmenes

Lux

Esta es una medida de la iluminación y se refiere a la energía de la luz que llega a su superficie de crecimiento. Lux es equivalente a lúmenes/m2, pero también tiene en cuenta la eficiencia del reflector, las barreras de vidrio y la distancia de su lámpara con las plantas.

Temperatura de color

Una temperatura de color más alta significa más color azul, y una temperatura más baja significa más rojo. La temperatura de color se expresa en grados, Kelvin.

Indice de representación en color (CRI)

CRI mide qué tan cerca de un color hace que aparezcan objetos. Una fuente de luz perfecta tendría un CRI de 100. En general, cuanto mayor sea la clasificación CRI de una lámpara, más auténticos aparecerán los diferentes colores.

Esto puede llegar a ser un poco confuso, así que asegúrese de utilizar un mínimo de 50 vatios por pie cuadrado. Cuanta más luz reciba el cannabis, mejor crecerá, especialmente si se libera dióxido de carbono (CO_2) en la habitación. Incluso por debajo de las lámparas HID de 1000 vatios, las plantas solo reciben el 25% de la luz disponible al aire libre en un día soleado. El cannabis que se cultiva en niveles bajos de luz será alto con tallos delgados y flores dispersas. Las lámparas se cuelgan lo más cerca posible de las copas de sus plantas sin quemarlas: normalmente a unos 18" con lámparas HID. Pruebe la temperatura con la parte posterior de la mano, y no debe sentirse incómodamente caliente. Los dos tipos principales de luces utilizadas para el cultivo exitoso en interiores son los fluorescentes y las lámparas de descarga de alta intensidad (HID).

Las lámparas de vapor de mercurio (MV) pueden cultivar plantas de cannabis, pero son increíblemente ineficientes, produciendo sólo 8.000 lúmenes por cada 175 vatios. En comparación, una lámpara de sodio de alta presión emitirá 15.000 lúmenes por cada 150 vatios. El crecimiento de la planta también es lento bajo las lámparas MV debido al espectro de color que emiten, que es bajo en comparación con otras luces disponibles. No uses lámparas halógenas para cultivar cannabis. En teoría, el PAR es bueno, pero inducen un enorme espaciado entre internodos, bajo crecimiento vegetativo y cantidades peligrosas de calor.

Sistemas de iluminación

Iluminación fluorescente
Las luces fluorescentes se utilizan principalmente para el cultivo de esquejes o en una pequeña configuración tipo armario. Tienen una salida reducida en comparación con las luces HID, pero son baratas de ejecutar. Al utilizar fluorescentes en arreglos cerrados, debe tener en cuenta que la relación calor-luz es mayor que la mayoría de las lámparas de halogenuros metálicos. Aunque se pueden utilizar para algunas instalaciones mini y micro, no se recomiendan. Cuando utilice fluorescentes, utilice la variedad blanca fresca rica en el espectro azul de la luz y produzca plantas tupidas de hasta 15" de alto. Se pueden comprar en mayoristas eléctricos y puntos de venta.

Es relativamente sencillo construir un sistema con varios tubos unidos a una base de madera contrachapada que ha sido cubierto de papel reflectante. Alternativamente, el cultivador puede perseguir módulos fluorescentes prefabricados que vienen alojados en sus reflectores. Los fluorescentes comercializados como luces de crecimiento están disponibles, pero son mucho menos eficientes que los fluorescentes estándar y producen menos luz. Los tubos fluorescentes de alta salida están disponibles en longitudes de dos y cuatro pies que emiten un máximo de 24.000 lúmenes; sin embargo, cuestan tanto como las lámparas de descarga de alta intensidad, una mejor opción. Muchos cultivadores utilizan fluorescentes como una adición de bajo costo a los sistemas HID, utilizándolos para complementar el suministro de luz. Los fluorescentes pueden ser suspendidos por encima de los cultivos o colgados entre plantas individuales para impulsar el crecimiento.

Lámparas de descarga de alta intensidad (HID)

Las lámparas HID son la principal opción de cultivadores de marihuana de interior. Son baratos y eficientes para funcionar y proporcionan el espectro de luz necesario. Cada luz requiere un lastre que viene listo conectado como una unidad remota, con la luz y el reflector conectados a ella. En algunas luces holandesas, el lastre está integrado en la carcasa de luz, y estas lámparas Poot son la opción líder para los viveros comerciales que suministran plantas de jardín al comercio. Las lámparas se cuelgan en filas por encima de los cultivos de invernadero.

Haluros metálicos (MH)

Los haluros metálicos (MH) producen una luz de aspecto natural y son utilizados por algunos cultivadores durante la fase de crecimiento vegetativo. Una vez inducida la floración, las luces se sustituyen por sodios de alta presión que son más adecuados para la floración. Esto es innecesario ya que las plantas crecerán eficientemente bajo las luces de sodio tanto para las etapas vegetativas como para las de floración. Las plantas tendrán una longitud internodal más corta. Las luces MH están disponibles en tamaños de 175, 200, 400 y 1.000 vatios. Las lámparas de baja potencia se recomiendan al elevar los esquejes.

Sodio de alta presión (HPS)

Las luces HPS son más eficientes que las lámparas MH, produciendo más luz y menos calor por vatio de electricidad consumida. La luz producida proviene del espectro correcto para la floración y todavía da buenos resultados durante la fase de crecimiento. Las luces de sodio son deficientes en el espectro azul. Por lo tanto, no se utilizan para elevar esquejes, aunque añadir fluorescentes al jardín puede compensar esto. La concentración de luz roja y amarilla que emiteN los HPS promueve una mayor proporción de flor a hoja en plantas en crecimiento que la MH o los fluorescentes. Las luces HPS están disponibles en tamaños de 75, 100, 110, 125, 400, 600 y 1.000 vatios. También se pueden adaptar de las luces de seguridad: siempre que sean de sodio de alta presión, son adecuados para el cultivo. Colgadores de lámpara ajustables son útiles para su jardín, ya que puede ad- sólo la altura de sus luces, especialmente durante la etapa vegetativa.

Pulse Start Metal Halide

Estas bombillas digitales están hechas en cuatro colores Kelvin únicos: 3k, 4k, 6.4k y 10k. Los vatios oscilan entre 100 y 1.000. La unidad gira múltiples lámparas de diferentes temperaturas Kelvin sobre las plantas para proporcionar iluminación de espectro completo. Las bombillas de grado comercial de 1000 vatios fueron diseñadas inicialmente exclusivamente para instalaciones de producción de alimentos extensas, pero ahora están ampliamente disponibles. Las bombillas de grado comercial vienen en tres colores patentados: 2,8 k (fructificante/floración), 5,7 k (espectro completo) y 10 k (maduración). Sin embargo, el costo de este tipo de configuración sigue poniendo a muchos productores de usarlos.

Son-T Agro

Las lámparas Son-T Agro son lámparas HPS disponibles comercialmente para uso hortícola. Los fabricantes han añadido un 30% más de luz en el espectro azul a la bombilla. Tienen un ligero aumento de la producción con respecto al HPS estándar (normalmente alrededor del 6%) pero tienen una vida un 25% más corta. Usted puede comprar lámparas en el estándar 250w a la gama de 1.000 vatios. Si ya utiliza lámparas HPS, puede comprar las bombillas Son-T Agro por separado y ser compatible con su sistema.

Lámparas fluorescentes compactas (CFL)

Estas luces también se llaman "bombillas de ahorro de energía" y están disponibles en todas las tiendas de hardware, pero asegúrese de que no confunda la potencia anunciada con la potencia real: las CFL de 100 vatios solo emiten tanta luz como una bombilla incandescente de 100 vatios, y la potencia real está entre 10-30 vatios. Las bombillas de 10-30 vatios se pueden conectar a un accesorio incandescente (bombilla doméstica). Aún así, las bombillas de 50 vatios, que son preferidas para configuraciones de cultivo compactas, están hechas para uso en exteriores y requieren un ajuste diferente. El problema con las bombillas CF es que no proyectan lúmenes útiles a ninguna distancia, por lo que la regla de 50 vatios por pie cuadrado no se puede aplicar. Usted necesita utilizar tantos CFs más pequeños como se pueden colocar alrededor de sus plantas, por lo general alrededor de 2 pulgadas del follaje. Las bombillas CF de potencia más grandes están diseñadas para el crecimiento de la planta y vienen en el espectro rojo y azul. Estos son útiles para propagar plantas madre, pequeños cambios e iluminación adicional.

LED (diodo emisor de luz)

En la actualidad, las lámparas HID producen mejores cultivos, pero las luces LED no consumen mucha energía, no requieren balastros y hacen una fracción del calor de las lámparas HID, haciendo que las plantas transpiran menos. Las primeras lámparas de crecimiento LED utilizaban cientos de LED de vatio fraccionario y no eran muy útiles, con una sola banda de luz azul y roja. Las lámparas de crecimiento LED más nuevas utilizan LED de 6 vatios de grado automotriz y han mostrado resultados "similares" a las lámparas HID, por lo que vale la pena considerar para un crecimiento más pequeño o como una adición a otros sistemas de iluminación. Sin embargo, actualmente tienen limitaciones similares a las lámparas CF (véase más arriba). La tecnología es im- proving, y los avances producirán luces iguales, si no mejor que, la iluminación HID.

Plasma de azufre

Estas luces de crecimiento se basan en la tecnología de plasma de azufre. Actualmente son costosos y sólo están disponibles para fines de investigación, pero deberían estar en el mercado alrededor de 2013. La lámpara y la unidad magnetrón no tienen electrodos, y en- incluye una bombilla de cuarzo evacuada parcialmente llena de argón y azufre, además de un magnetrón, para excitar una bola de plasma dentro de la bombilla. Las pruebas muestran que las plantas de pepino jóvenes crecieron más de un 60% más rápido que las cultivadas bajo HPS y más de 120% mejores que las producidas bajo fluorescentes compactos, con un marcado aumento en las ramificaciones y hojas más grandes. Los primeros resultados también mostraron que las plantas jóvenes de pepino eran 64% más pesadas que las cultivadas bajo luz HPS (SON-T), con la misma resistencia a la luz. Las lámparas producen menos de la mitad del calor infrarrojo por vatio en comparación con HPS o Halogenuro Metálico.

Otros tipos de luces

Plasma Emisor de Luz – LIFI

La luz de plasma LIFI no fue inventada para cultivar plantas, y por lo tanto, el espectro carece de rojo. Sin embargo, las empresas están investigando cómo utilizar haluros metálicos dentro de la célula de plasma para crear un mejor margen para el crecimiento de la planta. Otros están experimentando con LEDs para corregir el rango. Si estos ensayos resultan exitosos, la LIFI se convertirá en otra opción adecuada para los cultivadores.

Lámparas de vapor de mercurio (MV)

Estos se pueden utilizar para cultivar plantas de cannabis. Aún así, son increíblemente ineficientes, emitiendo un bajo espectro de color y produciendo menos de la mitad de la salida de lúmenes de las lámparas HID. Las plantas cultivadas bajo la luz MV exhibirán un bajo crecimiento y le darán rendimientos escasos.

Lámparas halógenas de tungsteno

No uses lámparas halógenas para cultivar cannabis. En teoría, emiten la medida correcta de la luz para la fotosíntesis (PAR). Aún así, inducen estiramiento crónico durante el crecimiento vegetativo, promueven la mala floración y producen cantidades peligrosas de calor.

Bombillas incandescentes

Estas son bombillas domésticas ordinarias. Tendrás suerte de obtener 1.200 lúmenes de una bombilla incandescente, pero eso no significa que no sean de utilidad para el cultivador de interior. Se pueden utilizar para iniciar plántulas e iluminar esquejes durante el enraizamiento, pero sólo los utilizan si no hay nada más disponible. Los fluorescentes son mucho más eficientes.

Luz Ultra Violeta

Se ha demostrado que las plantas de cannabis producen niveles más altos de THC en respuesta a una mayor exposición a la luz ultravioleta (UV). Muchos cultivadores más pequeños utilizan una lámpara de bronceado facial funcionando en un temporizador durante diez minutos, tres veces durante el período de floración de 12 horas.

Light Movers

La forma más eficiente de utilizar lámparas de descarga de alta intensidad es mantenerlas en movimiento dentro de la sala de cultivo. Mover las lámparas garantiza una distribución uniforme de la luz sobre el cultivo, elimina los patrones de crecimiento desiguales y produce un cultivo más uniforme y consistente. Debido a que se están moviendo, las luces se pueden bajar más cerca de las plantas sin quemar las hojas, promoviendo así un crecimiento más rápido y mayores rendimientos. La luz también cubre un área más grande, ahorrando en el costo de las lámparas adicionales y la electricidad. Hay dos tipos de motores de luz disponibles para los cultivadores de interior.

Linear Movers

Estos motores llevan la unidad de luz hacia adelante y hacia atrás sobre un carril recto de seis pies. Un retardo de 30 segundos se aplica en cada extremo para asegurar la cobertura máxima. Los motores lineales aumentan el área de crecimiento efectiva en aproximadamente un 50%. Ambos son fáciles de instalar y baratos de ejecutar, utilizando sólo cinco vatios de electricidad. Los motores lineales son ideales para áreas estrechas y en crecimiento.

Circular Movers

Son menos eficientes que los motores lineales; el movimiento de 360o puede reducir los niveles de luz hacia el centro y los bordes del área de crecimiento. Sin embargo, los productores han reportado el uso de estas configuraciones para aumentar los rendimientos en las salas de cultivo para cubrir todo el espacio del piso. Los motores de tres brazos son los más eficaces, pero si es posible, trate de evitar los motores circulares y opte por una unidad de tren ligero lineal.

Reflectores

Las luces de sodio de alta presión se venden como unidades completas con lastre, y una sombra llamada reflector. El tipo de vidrio que tiene su lámpara estará determinado por el precio que usted paga. Hay dos tipos básicos: abierto y cerrado. El vidrio de extremo abierto permite que el calor escape y se puede montar más cerca de las plantas. Por el contrario, los reflectores cerrados son más adecuados para los rieles ligeros. Un esmalte de espejo de aluminio es el acabado estándar para la mayoría de las gafas y es adecuado para el cultivo en interior. Los sistemas más eficientes tienen un inserto de anocoil altamente reflectante. Esta superficie con hoyuelos refleja aproximadamente un 10% más de luz de la bombilla que otros reflectores a la misma altura de montaje. Los reflectores refrigerados por aire también están disponibles y son ideales para áreas pequeñas donde la acumulación de calor es un problema. Estos reflectores son unidades selladas con un escudo de vidrio templado que permite que la luz pase a través pero retiene el calor. El calor ex-cess se extrae a través de conductos de 4" utilizando un ventilador extractor y se des- analiza. Puede improvisar sus lámparas refrigeradas por aire colocando una hoja de vidrio entre la luz y sus plantas cerradas.

Temporizadores

Las luces HID utilizan corrientes inductivas altas al arrancar. La mayoría de los temporizadores se quemarán bajo esta oleada, dejando las luces encendidas permanentemente. Por lo tanto, es esencial utilizar un temporizador de servicio pesado al controlar la longitud del día en una sala de cultivo. Los contactores, que son relés de carga pesada, se pueden conectar para iniciar luces individuales o de grupo. El contratista elimina la carga del temporizador y es fácil de instalar. Si no está seguro del cableado, consulte a un electricista. Un electricista calificado puede conectar un contactor a un cable de extensión de cuatro elementos para usted sin saber

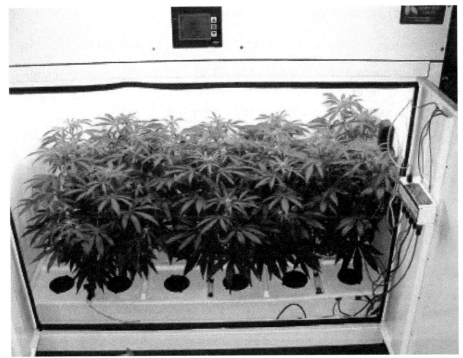

su uso. Elija un contactor resistivo inductivo de tres polos, 28 amperios y 75 amperios si tiene la intención de utilizar cuatro lámparas de 600w o dos de 1.000w. Alternativamente, los kits prefabricados están disponibles en la mayoría de los minoristas hidropónicos.

Los gabinetes Grow de BC Northern Lights vienen completamente amueblados con sistemas eléctricos fáciles de usar para iluminación y controles atmosféricos.

Cómo determinar el tamaño del ventilador en piescúbicos/hora:

Calcule el volumen del área de cultivo que desea ventilar. Esto se hace multiplicando: *Longitud × Anchura × Altura - Volumen de su habitación en pies cúbicos (ft3)*

El aire debe reemplazarse cada 3 minutos/20 × por hora. Por lo tanto, multiplicar el volumen de su crece habitación por 20.

Por ejemplo, una habitación: 5 pies × 5 pies × 7 pies de alto a 175 ft3

175 ft3 × 20 cambios por hora a 3500 ft3 por hora de ventilador Instale un ventilador de 3600 ft3 (o una combinación de ventiladores más pequeños iguales a 3600 ft3) para estar en el lado seguro.

****

Capítulo 5: Temperatura, humedad y dióxido de carbono

Es vital que supervise los niveles de humedad, temperatura y dióxido de carbono en su sala de cultivo. La temperatura diurna dentro de su espacio de cultivo, sin añadir CO_2 suplementario, debe ser de 70-80 oF.

Si está agregando CO_2, entonces puede elevarse a entre 80- 90 oF. En las últimas dos semanas de floración, la temperatura diurna debe mantenerse entre 70 80 oF y CO_2 reducido para ajustarse al metabolismo inferior de las plantas.

Las temperaturas nocturnas deben mantenerse por encima de 60 oF para prevenir el estrés, estimular las hormonas y reducir el alargamiento del tallo. El tiempo se puede medir utilizando un termómetro máximo y mínimo; indicará los extremos de las temperaturas alcanzadas. Las soluciones de agua y nutrientes deben calentarse en sus tanques de almacenamiento a alrededor de 75 oF. Utilice un calentador de acuario; son baratos y están disponibles en los proveedores de acuarios.

Debido al calor que desprenden los sistemas de iluminación HPS, es poco probable que necesite calentar una sala de cultivo durante el ciclo de luz diurna. Durante las heladas nocturnas, sin embargo, un calentador termostático de soplado de aire mantendrá la temperatura. Los calentadores de ventilador diseñados para el uso en invernadero funcionan bien. Durante los meses de verano, su principal problema será reducir la temperatura a niveles manejables. Las lecturas recomendadas no son absolutas. Mientras que la marihuana sobrevivirá a las fluctuaciones de temperatura, el calor excesivo hará que las plantas crezcan altas y delgadas. Las unidades de aire acondicionado portátiles se pueden comprar de segunda mano para mantener las habitaciones de cultivo frescas, y ventilar el espacio también ayudará eliminando el aire caliente y manteniendo una buena circulación de aire. Utilice ventiladores de escritorio de oficina para crear circulación de aire. Suspenda los ventiladores boca abajo del techo o colóquelos en salientes preparados. Alternativamente, usted puede comprar ventiladores que vienen con sus stands. La circulación es esencial dentro de la sala de cultivo para distribuir los suministros de dióxido de carbono (CO_2) uniformemente y mantener los olores y las temperaturas bajas. Las plantas necesitan balancearse suavemente en la brisa del ventilador, un movimiento que ayuda a fortalecer sus tallos. Las configuraciones más grandes necesitan ventiladores hortícolas que se montan en lo alto de la habitación.

Humedad

La humedad es el contenido de vapor de agua del aire. Se mide en porcentajes utilizando un higrómetro que debe colocarse en la pared de la sala de cultivo. La ciudad húmeda durante el crecimiento vegetativo se puede mantener en un 50% uniforme. Aún así, debe reducirse a entre 30% y 40% durante la floración para asegurarse de que la botrytis, o moho, no ataca los cogollos. La humedad y la temperatura del aire son relativas: el aire caliente contiene más vapor de agua, lo que reduce los niveles de humedad, mientras que el aire frío contiene menos vapor de agua y, por lo tanto, aumenta el nivel de humedad. Es poco probable que los niveles de humedad sean demasiado bajos en un ambiente de sala de cultivo debido a la transpiración de las plantas y las cantidades de agua utilizadas. Los altos niveles de humedad se controlan fácilmente mediante el uso de un deshumidificador.

Dióxido de carbono (CO2)

El dióxido de carbono es esencial para el crecimiento de las plantas. La atmósfera contiene alrededor de 350 partes por millón (ppm); sin embargo, las plantas pueden tolerar niveles más significativos de CO_2 de lo que están disponibles naturalmente. En las primeras etapas de la evolución de la planta, la atmósfera de la tierra tenía concentraciones mucho más altas de CO_2, y las plantas no han perdido la capacidad de utilizarlo. Al aumentar el nivel de CO_2 en su sala de cultivo a alrededor de 1.000 ppm, puede esperar un aumento en el rendimiento de aproximadamente 25%. Este nivel

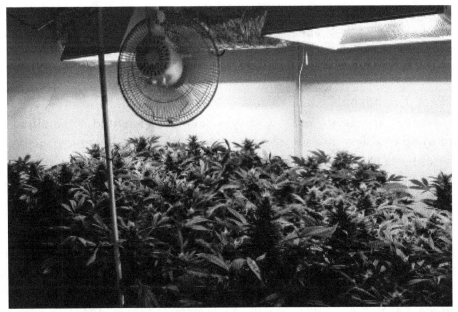

es el más rentable, pero puede

se incrementan en otros 500 ppm con un aumento correspondiente de la producción. Usar dióxido de carbono para aumentar el rendimiento de tu jardín es una tarea complicada, pero las recompensas pueden ser enormes.

El método más común de suministrar CO2 para cultivar salas es con cilindros. Puede alquilar cilindros de empresas de suministros de soldadura o pedirlos prestados a los propietarios de bares, que los utilizan para bombear cerveza. Los proveedores de hidroponía almacenan válvulas y temporizadores que se atornillan en los cilindros y se ajustan para inyectar gas a la atmósfera. Hay controladores en el mercado que su programa con el tamaño de su sala de cultivo y el ppm que necesita: la válvula se abre automáticamente.

Las plantas no necesitan CO2 durante el ciclo nocturno, por lo que el equipo está apagado durante este tiempo. Tenga cuidado cuando esto sucede, ya que el agua puede hacer que la luz queme su planta cuando se evapora. El sistema Spinner de HydroPlex ofrece un entorno seguro para sus plantas donde la temperatura, la humedad y los niveles de dióxido de carbono se controlan cuidadosamente.

Para determinar la cantidad de CO2 que requiere su habitación, calcule el área de su sala de cultivo en pies cúbicos (longitud × amplitud × altura). El CO2 lev- else será naturalmente alrededor de 300 ppm para tomar niveles hasta el óptimo de 1500 ppm. Usted tendrá que aumentarlo en 1200 ppm. Multiplique el volumen de su habitación por 0.0012 para darle la cantidad de dióxido de carbono necesaria en pies cúbicos.

Las plantas más pequeñas que acaban de iniciarse necesitarán un tercio menos de CO2, así que configure su regulador para inyectar la cantidad requerida cada hora. Utilice un kit de pruebas de CO2 para comprobar que los niveles de la sala de cultivo son correctos y, si es necesario, ajustar su entrega. Cuando se utiliza dióxido de carbono, es mejor tener un sistema cerrado que no desahogue la habitación hacia el exterior para asegurarse de que no desperdicia ningún gas. La temperatura se controla mediante aires acondicionados configurados para volver a circular.

Se pueden generar suministros alternativos de CO2 con calentadores de gas de crecimiento que queman gas propano para emitir dióxido de carbono atmosférico. Mientras que los calentadores de gas pueden ser útiles en los meses de invierno, que desprenden demasiado calor para la mayoría de las configuraciones de interior.

Puede suministrar cultivos más pequeños con CO2 utilizando otros métodos que no le permiten controlar los niveles de gas con precisión, pero dar lecturas más altas. Una manera es hacer una solución de 5 cucharaditas de azúcar en 4 tazas de agua tibia y luego agregar una tableta de levadura de cerveza, disponible en los proveedores de homebrew, a la solución. Coloque la botella abierta en el armario de cultivo y reemplácela semanalmente. A medida que fermenta, la respuesta producirá la mitad del volume de azúcar consumido como gas. Otro método es añadir vinagre o jugo de limón al bicarbonato de sodio (soda para hornear),

lo que hace que espume y libere CO2. Mezcle una pequeña cantidad en un recipiente y luego colóquela en su armario y cierre las puertas. Los gabinetes pequeños solo necesitan una cucharadita de bicarbonato de sodio, pero es necesario hacer esto regularmente.

El CO2 se compone de carbono y oxígeno. Las plantas utilizan la mayor parte del carbono y exhalan el oxígeno. El carbono se combina con nutrientes y agua para producir fosfatidos y azúcar.

El carbono líquido se puede añadir a la solución nutritiva en lugar de utilizar la suplementación con gas CO2, que puede ser útil, especialmente durante la etapa de floración. Sin embargo, significa cambiar la solución nutritiva cada tres días, lo que no es rentable para operaciones de crecimiento más grandes. También hay problemas asociados con los niveles de pH. Se recomienda a los cultivadores utilizar peróxido de hidrógeno (H2O2) en la solución nutritiva, añadido diariamente, para mantener abajo las bacterias anaeróbicas y los hongos. El carbono líquido no es adecuado para re-circulación u configuraciones orgánicas, y su uso sigue siendo controvertido. Algunos cultivadores sostienen que es ineficaz.

El hielo seco emite CO2 a medida que se derrite. Si tiene acceso a un suministro regular de hielo seco, puede usarlo. Sin embargo, es una forma ineficiente de suministrar gas. El hielo seco es dióxido de carbono congelado que se degrada alrededor del 10% por día en un congelador.

En el calor de una sala de cultivo, se derrite rápidamente, proporcionando niveles excesivos de CO_2. Si bien los niveles excesivos no son dañinos, son un desperdicio de gas. La suplementación con dióxido de carbono aumenta los rendimientos, pero consume mucho tiempo y no es necesario para obtener buenos resultados.

Algunos cultivadores informan que los altos niveles de CO_2 en la sala de floración en, o acercándose, el tiempo de cosecha puede reducir la potencia de su cultivo. Es mejor dejar de alimentar el gas diez días antes de cosechar. Hay implicaciones de seguridad al mover tanques grandes dentro y fuera de su ubicación en crecimiento. Una alternativa es asegurar que las plantas tengan un suministro adecuado de aire fresco procedente de fuera de la sala de cultivo, proporcionando a las plantas CO_2 a las 300 y 350 pm durante el día. Filtrar los conductos con medias de nylon para mantener fuera a los insectos.

****

Capítulo 6: Elegir sus plantas

Las semillas de calidad se pueden comprar en línea por correo de muchos proveedores de buena reputación. La mayoría de las empresas se especializan en semillas feminizadas que producirán cultivos femeninos. Las semillas feminizadas están hechas de una planta genética femenina que ha sido tratada con hormonas, induciendo a la planta femenina a producir flores masculinas. Este polen se utiliza para polinizar las flores femeninas y produce semillas que no contienen cromosomas masculinos. Esto significa que todas las plantas serán hembras; sin embargo, también significa que llevarán un cromosoma hermafrodita. En promedio, las semillas feminizadas deben producir una proporción de 0-20% hermafrodita-mujer, mientras que una tasa estándar de semillas de hombre a mujer es del 50%.

Usted tiene una mayor probabilidad de conseguir plantas hermafroditas utilizando semillas feminizadas, y también está virtualmente garantizada hembras genéticas. En la práctica, las semillas feminizadas pueden ahorrar a los cultivadores tanto el espacio como el tiempo y sólo requieren que se mantenga un ojo cuidadoso hacia fuera para cualquier hermafroditas. Sin embargo, la mayoría de los cultivadores quieren producir cultivos sin comprar repetidamente semillas de marihuana feminizadas, que son más caras que las semillas no tratadas. Por lo tanto, la mayoría de los cultivadores experimentados prefieren clonar sus plantas tomando un buen corte de una planta madura de características conocidas. Usted puede clonar con seguridad de una hembra conocida que ha sido cultivada a partir de semillas feminizadas. Por lo tanto, sólo debe comprar nuevas semillas cuando desee cambiar la variedad que cultiva.

La mayoría de los cultivadores eligen variedades de cannabis indicia para sus cultivos de interior. Cannabis Sativa crece demasiado alto y produce rendimientos más bajos. Los cultivadores de zorrillos al aire libre también optan por índices, pero hay híbridos Sativa disponibles que funcionan bien. Recuerda que estas semillas serán la base de tu futura población y plantas madre durante varias generaciones, así que elige cuidadosamente. La mayoría de las variedades de Cannabis indica son fáciles de cultivar. Aún así, los cultivadores novatos deben evitar algunas de las variedades "Big Bud", ya que son notoriamente difíciles de clonar.

Las semillas deben ser pequeñas, marrones y moteadas. Las semillas de color más claro no serán lo suficientemente maduras como para germinar. Almacene sus semillas a bajas temperaturas en frascos sellados para mantenerlas viables durante un período más prolongado al reducir la tasa de respiración. Las semillas frescas tendrán una tasa de germinación del 90%, pero esto se reduce drásticamente con el tiempo. Después de tres a cuatro años, la tasa de germinación habrá bajado a alrededor del 20%. Las semillas inactivas deben estar compuestas de 20% de agua, así que guárdelas lejos de fuentes de calor.

Rendimientos

Siempre habrá variación natural en su cultivo, y no todas las plantas producirán el mismo peso de los cogollos. Los cultivadores de interior no obtendrán los mismos rendimientos individuales de las plantas que son posibles en exterior con plantas de cannabis completamente cultivadas. Sin embargo, todavía puede cultivar cultivos potentes y de alta calidad en su jardín hidropónico que generalmente son más potentes que cualquier cultivo al aire libre, especialmente aquellos que se han cultivado en climas más fríos con menos luz solar durante la temporada.

Suponiendo que los niveles de luz de su habitación de crecimiento sean al menos 50 vatios de luz de descarga de alta intensidad (HID) por 1ft2 (12 pulgadas × 12 pulgadas), puede promediar un mínimo de:

• 2 oz (56g) de cogollos secos por planta de plantas pequeñas dado un ciclo de crecimiento vegetativo de dos semanas y florecidos con 6 pulgadas entre los tallos de la planta.

• Más de 9 oz (250 g), un promedio de cogollos secos por planta de plantas podadas dado un período de crecimiento vegetativo más prolongado,

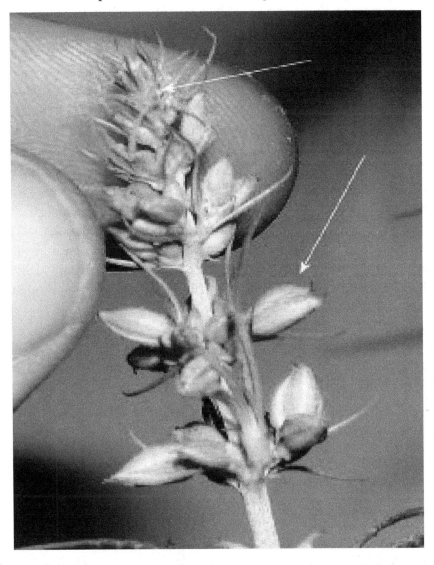

espaciode crecimiento individual, y niveles de luz muy altos.

Un gramo por vatio por 30 días es una medición de rendimiento potencial favorecida por algunos cultivadores, pero puede no ser muy clara y está lejos de ser precisa. No tiene en cuenta ningún tiempo de enraizamiento para los clones o el período de crecimiento vegetativo. No es posible producir un cultivo desde cero en 30 días. Usted tendrá que ejecutar su sistema en un ciclo vegetativo durante un mínimo de 14 días antes y tendrá que tener en cuenta al menos otros 14 días para permitir que las plántulas se desarrollen o clones para rootear. Tampoco tiene en cuenta el número de plantas o el área. Una planta bajo una lámpara de sodio de alta presión (HPS) de 1.000 vatios no le dará cerca de 2,2 libras (1.000 gramos) de cogollo seco. El rendimiento por unidad es un método que puede utilizar al elaborar el potencial de área de crecimiento en configuraciones, ya que podemos asumir con seguridad que todo el mundo utiliza al menos 50 vatios de descarga de alta intensidad (HID) por 1 pie cuadrado de área de cultivo. Ya sea que crezca orgánico o hidropónico, esta sería una base cuadrada iluminada por 50 vatios/6000 lúmenes. Podemos llamarlo 1 unidad, con el objetivo de rendimientos mínimos de alrededor de 2 oz (56g) por unidad.

La fórmula es:

(1 ft2) + 50 vatios HID a 1 unidad

Y una vez que tus clones hayan arraigado:

1 unidad + (crecimiento de 14 días) + (floración de 30 días) a 2 oz (56 g) por unidad

Si sus plantas tienen 1 pop (12 pulgadas) entre los tallos, entonces usted está colocando una planta por unidad y obteniendo un promedio:

2 oz (56g) por planta

El rendimiento por unidad es, por supuesto, una simplificación excesiva y supone que tiene condiciones óptimas de cultivo con plantas lo más cercanas posible a la luz e incluso la distribución de la luz. Aún así, como pauta para su rendimiento potencial, funciona bien y cubre todas las configuraciones. Incluso grandes comerciales se pueden dividir en múltiplos de 1 unidad. Mientras que muchos cultivadores pueden producir mucho más que el promedio, un rendimiento de 11 s2 oz (42 g) de cogollos correctamente secos, de alta calidad por unidad es aceptable para muchos cultivadores.

Estos pesos de cultivo están diseñados únicamente como pautas. Los rendimientos de las plantas dependen de varios factores importantes, como la variedad, los niveles de luz, las condiciones ambientales, el tiempo de cosecha y las técnicas de cultivo. Por ejemplo, utilizando rotación intensiva, como el Mar Holandés de Verde (SOG), es posible producir una cosecha de cogollos de marihuana de alta calidad cada dos semanas. Sin embargo, el rendimiento será menor que con las plantas dado un período de crecimiento vegetativo más prolongado. Los resultados de las plantas SOG cultivadas con 6 pulgadas entre tallos individuales de plantas, en rotación, pueden promediar entre 10 y 14 gramos (cogollos secos por planta).

Alternativamente, una variedad Cannabis indica como una Shiva Shanti, cultivada bajo una lámpara HPS y recibiendo 6.000 lúmenes, con condiciones ambientales óptimas, y florecida a la altura de 16 pulgadas durante 55 días, producen de 125 a 150 gramos (cogollos secos por planta).

La técnica Screen of Green (SCROG) permite a los cultivadores cultivar cultivos que utilizan más lúmenes emitidos por sus lámparas. Los micro y mini-sistemas se pueden construir para aprovechar esto mediante el uso de luces de baja potencia. Un HPS de 100 vatios sobre una sola planta en una unidad de cultivo cerrada producirá 20 gramos (cogollos secos por planta). La densidad de la planta en SCROG es menor que con otros sistemas, lo que es un beneficio en caso de que las autoridades descubran el cultivo. El uso de un HPS de 600 vatios en una sola planta da como resultado rendimientos que pueden ser de más de 70 gramos (cogollos secos por planta).

Los cultivadores al aire libre pueden esperar altos rendimientos de plantas maduras, dependiendo de las condiciones de cultivo durante la temporada. Las plantas de cannabis no requieren luz solar directa constante.

Siempre y cuando reciban unas cinco horas diarias y tengan 1 patio cuadrado de espacio de cultivo, Cannabis Indica puede producir alrededor de 500 gramos (cogollos secos por planta).

Las variedades de cannabis ruderalis pueden producir hasta 300 gramos (cogollos secos por planta).

Las variedades cannabis sativa, en condiciones óptimas, pueden producir más de 2 libras (cogollos secos por planta).

Necesitarás plantas monstruosas para lograr estos rendimientos al aire, en la práctica, aunque son posibles de forma consistente. Muchos cultivadores al aire libre están más que felices de cosechar la mitad de las cantidades anteriores. Usted necesita decidir si el cultivo se cultivará orgánica o hidropónicamente antes de elegir un método de producción en particular. Ambos métodos son adecuados para la producción de marihuana en interiores.

Utilice un probador de pH para asegurarse de que el agua que utiliza en su jardín está en un nivel aceptable. Los cultivos orgánicos crecen mejor en niveles alrededor de 6.5.

Técnicas para el cultivo

Hidroponía

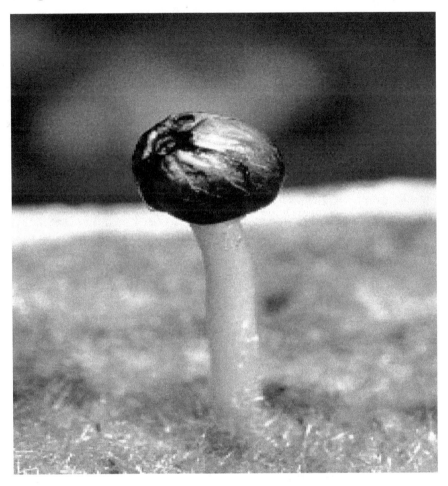

Este término fue acuñado por el Dr. William F. Gericke de la Universidad de California. Proviene de dos palabras de raíz griega: hidro, que significa agua, y fonética significa 'put/place.' No se utiliza tierra ni compost. Los nutrientes se suspenden en agua y se entregan a las plantas por diversos métodos de riego. Las principales ventajas de la jardinería hidropónicamente son la velocidad, el control y la flexibilidad. Las técnicas hidropónicas pueden aumentar significativamente el crecimiento.

Cultivos orgánicos

Estos se cultivan sin pesticidas ni fertilizantes químicos. Los cultivos hidropónicos todavía se pueden cultivar orgánicamente utilizando la alimentación orgánica. Los nutrientes orgánicos están formulados para descomponerse lentamente en el suelo, por lo que sus elementos reaccionan de manera diferente en una solución hidropónica. En un nutriente hidropónico, todas las características se suspenden en forma iónica. Por el contrario, en los sistemas orgánicos, los microbios descomponen los componentes de alimentación orgánica para ponerlos a disposición de la planta. Los nutrientes orgánicos se adaptan a los sistemas hidropónicos se pueden comprar, y los "tés" se pueden hacer colgando una media que contiene su fertilizante orgánico en un cubo de agua. Los cultivos orgánicos están libres de cualquier residuo químico que pueda permanecer en el tejido vegetal después de la cosecha. Los nitratos y otros agentes utilizados en fertilizantes químicos son dañinos para el humo.

Bioponía

El Dr. Luther Thomas acuñó el término "biopics", que se refiere a una técnica de cultivo que combina los mejores sistemas hidropónicos y orgánicos. La bio fonética se basa en la sólida base de nutrientes químicos al tiempo que agrega actividad biológica en la zona radicular para mejorar el crecimiento. Un nutriente biopic debe ser líquido o totalmente soluble, ser rápidamente degradable y tener un equilibrio completo de nutrientes. La mayoría de los nutrientes biopónicos contienen algunos elementos orgánicos, pero se componen principalmente de sales químicas. Desafortunadamente, los nutrientes orgánicos incluyen materia orgánica que no se disuelve por completo y puede volverse rancio en soluciones hidropónicas, haciendo que la solución huela a huevos podridos y bloquee filtros y tuberías.

Es posible obtener nutrientes biopic completamente orgánicos que funcionarán en sistemas hidropónicos. Biosevia es nutrientes orgánicos que son completamente solubles en agua y diseñados para ser utilizados con sistemas hidropónicos. Biosevia es un fertilizante a base de melaza, similar a bio biz, pero también contiene humates y cultiva. Funciona en un sistema hidropónico mediante el uso de un filtro especial que incluye una colonia de Trichoderma en una esponja dentro del biofiltro. La temperatura de la solución también es un factor esencial. Usted tiene que seguir evaluando la condición de las plantas para predecir una caída en la fuerza de nutrientes. el pH se ajusta utilizando tampones orgánicos.

****

Capítulo 7: Cultivo orgánico

Los cogollos cultivados orgánicamente saben muy bien y proporcionan un alto muy natural. En su forma más pura, el cultivo orgánico significa no usar fertilizantes químicos o pesticidas en su cultivo y enfatiza la salud del suelo. Es posible lograr buenos resultados orgánicamente; sin embargo, la mayoría de los cultivadores se refieren a cultivos cultivados en suelos o compostes de maceta como "orgánicos", aunque se utilizan productos químicos. Usted puede lograr resultados más consistentes mediante el uso de dosis controladas de fertilizante soluble, pero usted debe tener cuidado. Los sistemas orgánicos tienen ventajas sobre las configuraciones hidropónicas. Los cultivadores inexpertos encuentran el suelo, o cultivo a base de compost, más tolerante ya que el medio proporciona un amortiguador natural para los niveles de pH. Los productores de menor escala pueden ahorrar en sus costos de arranque mediante la construcción de sistemas orgánicos que requieren mucho menos equipos que las configuraciones hidropónicas. Muchos cultivadores comerciales todavía crecen orgánicamente, incluso en granjas a gran escala.

Algunos cultivadores afirman que los cogollos producidos orgánicamente fuman y saben mejor que los cultivos hidropónicos. Aún así, no hay evidencia real que respalde esta teoría. Es prácticamente imposible distinguir entre los dos, especialmente si el producto hidropónico ha sido alimentado con agua fresca y ajustada al pH antes de cosechar para eliminar cualquier residuo químico. Tenga cuidado al seleccionar el tipo de suelo a utilizar en mezclas de macetas. A diferencia de los composts de maceta disponibles comercialmente, el topsuelo ordinario no está esterilizado y puede contener organismos nocivos y larvas de insectos. El suelo se seca demasiado rápido para su uso en macetas o recipientes y tiene un contenido de nutrientes variable. Es aconsejable comprar un compost de maceta de buena calidad para cultivar su cultivo. Si esto no está disponible, es posible hacer el suyo propio.

Compost

El compost está hecho de materiales orgánicos. El mejor compost es el estiércol, que contiene material orgánico que ha sido ingerido, digerido y descompuesto por los animales.

Making Your Compost

Usted puede hacer compost usted mismo construyendo un montón de compost y permitiendo que el material vegetal, recortes de hierba y otros desechos orgánicos se descompongan. El aire, el nitrógeno y el agua ayudarán a los microbios a llevar a cabo la composición.

Aire

Comience su montón con una base de ladrillos o bloques para ventilar y elevarlo. Coloque palos y ramas delgadas en la parte superior de los ladrillos o bloques antes de agregar materia orgánica de 10". (Puede crear chimeneas que proporcionen aire al montón insertando mensajes en la pila y luego quitándolos más tarde.) El lado de su montón de compost debe ser vertical, apoyado por bloques o listones de madera.

Nitrógeno

Además de la primera capa de 10" de materia orgánica, agregue estiércol, fertilizante de nitrógeno hortícola o sangre seca para proporcionar nitrógeno. Alterna con cal cada dos capas.

Agua

Trate de mantener el montón húmedo pero no saturado. Agregue agua al banco si el contenido se seca. Una vez que los organismos comienzan a descomponer la materia vegetal en el montón de compost, generan mucho calor. El calor mata todas las semillas de hierba y organismos indeseables, así que una vez que este proceso comienza, cubre la parte superior del montón para contenerlo. Después de seis semanas, gire el compost con una horquilla de jardín para asegurarse de que está bien mezclado. Después de otras seis semanas, el compost estará listo y mezclado con turba y arena para producir un compost de maceta de buena calidad.

Marga

Algunos de los mejores compostes de maceta disponibles comercialmente están basados en francos. Loam se puede hacer cortando secciones de césped y apilando estas secciones de arriba hacia abajo. Construye tu pila de un patio de alto y coloca compost entre cada capa. La marga tardará 12 meses en formarse y requerirá esterilización. Se hace mejor en el exterior calentando un gran tambor de agua y pasando el vapor a través de la marga, colocado en un recipiente perforado por encima de él. Alternativamente, vierta una solución de lejía del 5% a través de la marga. Pequeñas cantidades se pueden esterilizar en un horno o microondas, donde el franco debe calentarse hasta que se apague el vapor.

Preparación de su mezcla de macetas

Ingredientes

• 7 partes de marga esterilizada o compost orgánico. (Mezclar el compost con cantidades iguales de arena blanda antes de su uso.)

• 3 partes de musgo de turba de esfagnum esterilizado. (Añadir cuatro partes si se utiliza compost.)

• 2 partes de arena blanda. (Añadir incluso con compost orgánico que ya tiene arena mezclada.)

A cada mezcla de 50 libras, agregue 4 onzas de fertilizante base y 1 onza de lima. Un buen fertilizante base se compone de:

• 2 partes de harina ósea

- 2 partes de superfosfato de cal

- 1 parte de sulfato de potasa

Una vez que haya mezclado su compost de maceta, es aconsejable comprobar el nivel de pH, que mide la acidez del suelo. El cannabis orgánico crece mejor en niveles de alrededor de 6,5, siendo 6 y 7 extremos aceptables. El nivel de pH se puede probar con una sonda insertada en el suelo o un kit de pruebas químicas. Ambos están disponibles en las tiendas del

> Para elevar los niveles de pH, agregue pequeñas cantidades de cal molida.

> Para reducir los niveles de pH, agregue turba ácida o sulfato de amoníaco.

jardín.

Los compostes de maceta disponibles comercialmente no necesitan ajuste del pH y están esterilizados. Elija una mezcla a base de franco. Si esto no está disponible, un compost de potting de uso general producirá buenos resultados. Los tomates tienen requisitos nutricionales similares al cannabis, por lo que cualquier mezcla de compost diseñada explícitamente para su cultivo es ideal. Usa un tenedor para mezclar el suelo una vez que hayas añadido tus suplementos de suelo, como perlita, harina de sangre y harina de hueso.

Para mejorar la capacidad de retención de agua del compost de maceta, puede agregar perlita, vermiculita, mezclas sin tierra o coco a la mezcla. Todos ellos son aditivos o enmiendas naturales y sin nutrientes para el suelo, disponibles en las tiendas de jardinería.

- Añadir perlita de 1 parte al compost de 1 parte en maceta (50% de mezcla)
- El cannabis prospera en suelos sueltos o arenosos que drena bien y suministra oxígeno a las raíces.

Mezclas de compost

Estas recetas básicas se pueden utilizar para mezclar su compost para una mezcla orgánica perfecta:

50:50 mezclas

50% Compost + 50% Perlita

50% Compost + 50% Mezcla sin suelo

50% Compost + 50% Fibra de coco (coir)

30:30 mezclas

30% Compost + 30% Perlita + 30% Coir + 10% Gusano lanza.

30% Compost + 30% Mezcla sin suelo + 30% Coir + 10% Gusanos fundidos.

30% Compost + 30% Vermiculita + 30% Perlita + 10% Gusanos.

El compost para macetas disponible en el comercio contendrá suficientes nutrientes para las primeras cuatro a seis semanas de crecimiento de la planta, dependiendo del tamaño de su maceta o recipiente, pero revise las plantas jóvenes regularmente en busca de signos de cualquier deficiencia, especialmente si está utilizando sus mezclas de compost. Es importante no exagerar la fertilización, así que alimente poco y a menudo. Hay una buena selección de fertilizantes orgánicos disponibles de proveedores hortícolas. Sin embargo, muchos cultivadores prefieren los alimentos orgánicos naturales.

Estiércol

El estiércol es un excelente recurso para la producción orgánica. Suministra nutrientes y materia orgánica, estimulando los procesos biológicos en el suelo que ayudan a construir la fertilidad. Sin embargo, a medida que el estiércol crudo/fresco se descompone en el suelo, compuestos químicos como skatole, indol y otros fenoles pueden ser liberados y absorbidos por las plantas en crecimiento. Las asociaciones orgánicas de suelo recomiendan una brecha de 120 días entre la aplicación de estiércol sin compostar/fresco o crudo y la cosecha para la mayoría de los cultivos orgánicos comestibles. La parte madura puede ponerse en contacto con el suelo 90 días de espacio para el maíz y la soja, que están protegidos por cáscaras o vainas. El cannabis llega entre los dos alrededor de 100 días. Algunos estiércol de ganado de granja intensiva y aves de corral también pueden contener contaminantes, como hormonas de crecimiento, residuos de antibióticos, residuos de pesticidas y otras sustancias orgánicas indeseables. Estos pueden ser eliminados a través de las altas temperaturas producidas por el compostaje, lo que reduce los problemas asociados con el uso de estiércol fresco / crudo. El estiércol fresco (incluidas las aves de corral) debe estar bien compuesto antes de su uso.

El estiércol compostado se puede aplicar de forma segura directamente a los cultivos. Muchos fertilizantes orgánicos disponibles comercialmente se basan en estiércol animal compuesto, complementados con polvos de roca, subproductos vegetales como harina de alfalfa, y subproductos animales adicionales como sangre, hueso, y comidas de plumas.

Los excrementos de conejo también son muy altos en N y P, mientras que todavía tienen buenos K lev-els. Los estiércol de oveja y cabra también son muy apreciados por los cultivadores orgánicos. El estiércol de cerdo es el menos efectivo. Muchos usuarios orgánicos no lo utilizarán, ya que los cerdos pueden transportar patógenos que son infecciosos para los seres humanos.

Guano

Guano es el nombre dado a los excrementos de aves y murciélagos. El contenido de nutrientes de los productos de guano comercial puede variar considerablemente en función de la dieta de los murciélagos de las aves. Las aves marinas subsisten principalmente en los peces; dependiendo de la especie, los murciélagos pueden prosperar principalmente con insectos o frutas. Otro factor importante es la edad del depósito fuente. Los productos guano pueden ser frescos, semisilsilizados o fosilizados. Los guanos también son ricos en "microbios de biorremediación" que ayudan a limpiar las toxinas del suelo. Guano es estiércol seguro para cultivos de cannabis orgánico, pero también es una opción costosa.

Los valores NPK aproximados de guano son:

Fertilizantes Orgánicos Alternativos

Muchos otros fertilizantes orgánicos de origen natural se pueden utilizar para cultivos de cannabis. Estos están fácilmente disponibles de proveedores hortícolas. Sin embargo, tome precauciones al usar cualquier producto para la sangre o la harina ósea. Use siempre guantes de goma y no inhale el polvo. Los fertilizantes orgánicos tienden a funcionar mejor cuando se utilizan en combinación, ya que algunos pueden ser lentos para descomponerse en mezclas de macetas de compost. Para garantizar que los cultivos orgánicos obtengan un equilibrio completo de nutrientes, los cultivadores pueden complementar su régimen de alimentación con cualquiera de los siguientes:

Emulsión de pescado
Esto es fácilmente disponible como un suplemento y es alto en contenido de nutrientes. Quelpo

Junto con el extracto de algas marinas, esta es una excelente fuente de minerales traza solubles y móviles.

Extracto de algas marinas
Contiene estimulantes de crecimiento y es alto en nitrógeno, fósforo y potasa. Aplicar directamente sobre el suelo.

Sulfato de Potasa
Esto suministra potasio, un socio esencial para el nitrógeno y el fosfato, para maximizar el rendimiento de los cultivos y fortalecer la resistencia a las enfermedades.

Fundición de gusanos

Estos son excretados por gusanos y contienen humus y otro material orgánico. Generalmente son altos en nitrógeno, pero no añaden más del 25% a su com- post-mix, ya que pueden afectar el desarrollo de la raíz.

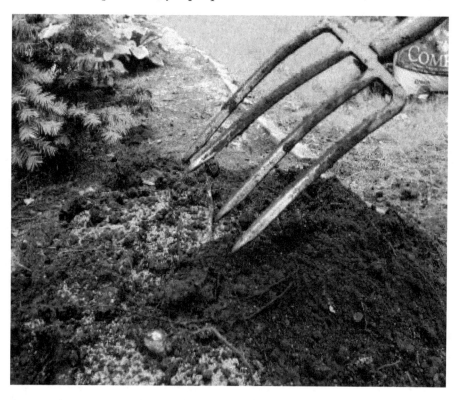

Agua del acuario

Contiene residuos de pescado, suspendidos en el agua, que se pueden utilizar como té nutritivo para cultivos orgánicos.

Té orgánico

Estos son extractos elaborados utilizando una fuente de alimentos nutritivas. Los tés orgánicos pueden tener un contenido de nutrientes variable, dependiendo de la base utilizada. Los cultivadores no deben usar estiércol fresco para hacer soluciones, ya que pueden contener patógenos dañinos (organismos causantes de enfermedades), y la cerveza apesta. Compost, fundición de gusanos, algas marinas y guano son mejores nutrientes para usar. Hay varias variaciones de té orgánico, y estas son:

Compost Tea

Los tés de compost se distinguen de los extractos de compost por el método de producción y la forma en que se utilizan. Los tés se elaboran activamente con "alimentos microbianos" y se añade una "fuente de catalizador" a la solución. Una bomba de aire también se utiliza para burbujas y airear la solución, suministrando oxígeno para el proceso de elaboración de la cerveza. El proceso de elaboración de la cerveza tiene como objetivo extraer microbios beneficiosos del propio compost, luego crecer y ampliar estas poblaciones de microbios durante el período de preparación de 36 horas.

El compost proporciona una fuente de microbios. El alimento microbiano proviene de melaza, polvo de algas o polvo de pescado.

Las enmiendas del catalizador provienen del ácido húmico, el extracto de yuca o el polvo de roca. Estos aditivos promueven el crecimiento y la multiplicación de microbios en el té. Cuando los tés de compost se pulverizan sobre las superficies de las hojas, estos organismos beneficiosos ocupan "nichos espaciales" en la superficie de la hoja y utilizan "exudados de hojas" de los que los organismos causantes de enfermedades se alimentarían de otro modo.

Extracto de compost

El extracto de compost líquido está hecho de compost que tradicionalmente se atraía en un saco de arpillera, en un recipiente de agua, durante dos semanas. Hoy en día, los cultivadores sumergen una media de nylon llena de compost en un cubo o tanque, revolviendo ocasionalmente. El tiempo de preparación es de 7 a 10 días. El extracto de compost es una rica fuente de nutrientes solubles que se pueden utilizar como fertilizante líquido en cada riego; sin embargo, controlar la condición de sus plantas para cualquier signo de sobredosis como extracto de compost puede tener contenido de nutrientes variable.

Té de hierbas

Estos son extractos orgánicos hechos con plantas comunes como ortiga, cola de caballo, comfrey, y trébol que se puede cultivar / recoger localmente. Llene tres cuartas partes de un recipiente con material vegetal verde fresco, y luego llene con agua tibia. El té puede fermentar a temperatura ambiente durante una semana. El producto terminado se tensa a través de una media de nylon estirada sobre un tamiz. El extracto colado se diluye:

• 1 parte de extracto de té de hierbas: 5 partes de agua y se utiliza como un empapado de suelo.

• 1 parte de té de hierbas: 10 partes de agua y se utiliza como pulverizador foliar.

Producción de Trough

La producción a gran escala de tés de compost requiere un tanque, una vaguada y una bomba. Un tubo de PVC de 12 pulgadas de diámetro se corta por la mitad, perforado con agujeros y forrado con arpillera. El compost se coloca en la pista, que se soporta 3 pies por encima del tanque. El tanque se llena de agua, y se añaden fuentes de alimentos microbianos. Una bomba de sumidero aspira la solución de la parte inferior del tanque.

Lo distribuye, a través de una manguera perforada, a lo largo de la parte superior del compost. La solución pasa a través del compost y gotea de nuevo en el tanque abierto de abajo. A continuación, la bomba vuelve a circular el líquido. Dentro de siete días, usted tendrá una gran población de organismos beneficiosos en la solución. Los cerveceros de té orgánicos comerciales están disponibles, pero es mucho más cómodo y rentable hacer el equipo usted mismo.

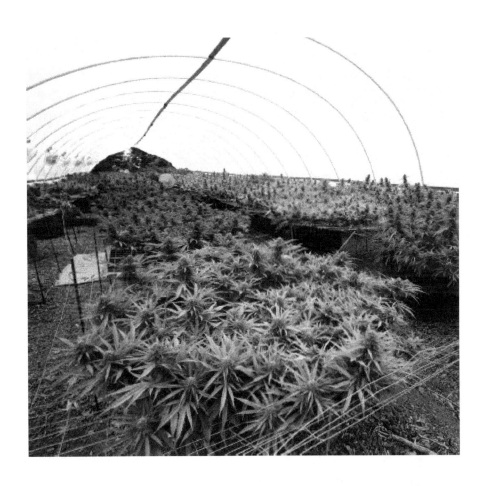

Olla y contenedor

Tamaños Deep, ollas de plástico cuadradas de seis pulgadas son útiles para la mayoría de las técnicas de cultivo en interior. Los bancos honestos le permiten empaquetar las plantas firmemente juntas durante las primeras etapas de desarrollo para aprovechar al máximo la luz disponible. Si estos no están disponibles, cualquier recipiente de más de 6" es adecuado, providing tiene agujeros de drenaje en su base. Muchos cultivadores orgánicos utilizan cubos de plástico baratos. Las ollas de cultivo de tomate plástico son baratas y están fácilmente disponibles. Son adecuados para el cultivo de macetas hidropónicas, que requiere capacidades de 1 a 2,5 galones. Aún así, están en el lado grande para el recorte de rotación. Las ollas de más de 12" son demasiado grandes para el cultivo orgánico severo en interior. Las bolsas de cultivo son mangas de plástico que están pre-empaquetadas con compost para macetas. Pueden contener entre una y tres plantas. Inserte una olla de 3" a través de un orificio en el polietileno para facilitar el riego. Cortar las ranuras de drenaje en la base de la bolsa evitará el engaño de agua. Algunos cultivadores compran compost de maceta en bolsas de plástico, los aplanan, cortan las hendiduras en la parte superior y las usan como bolsas de cultivo. Puede utilizar bolsas de plástico para cultivar plantas si no hay nada más disponible.

Alternativamente, los paquetes de bolsas de cultivo prefabricadas están disponibles de proveedores hortícolas. Los cultivadores de exterior pueden usar revestimientos de contenedores gruesos o bolsas de basura de polietileno. Crecí la primera cosecha al aire libre en bolsas de basura, ya que no podía pagar ninguna olla. Las bolsas todavía producía alrededor de 1 libra por planta. Todos los bancos y recipientes utilizados en interiores deben estar en platillos o bandejas impermeables. Usted puede comprarlos en varios tamaños o hacerlos de polietileno del constructor fijado a un marco de madera. Las piscinas para niños se pueden utilizar como bandejas para algunas técnicas de cultivo en interior.

¿Influye la luna en la siembra de cannabis?

La luna tiene 4 Fases o cuartos (durando unos siete días cada uno). Durante la depilación (aumento de la luz) entre la Luna Nueva y la Luna Llena, los dos primeros cuartos son durante la depilación. El tercer y cuarto cuarto están detrás de la luna llena cuando la luz está menguando. Plantar junto a la luna es una tradición antigua, pero la investigación científica la valida. La Tierra está en un gran campo gravitatorio, influenciado tanto por el sol como por la luna. Las mareas son más altas en el Nuevo y la Luna Llena cuando el sol y la luna están alineados con la Tierra. Así como la luna tira de las ondas en los océanos, elimina la humedad de la tierra, haciendo que se eleve y fomente la germinación y el crecimiento. El contenido de humedad del suelo es más alto en el momento de la Luna Llena, y las semillas absorben más agua en este momento, haciendo que la germinación y el crecimiento sean más manejables.

****

Capítulo 8: Inicio de su cultivo

Cuando se germinan, las semillas de cannabis son aproximadamente 50% machos, 50% hembras, a menos que usen semillas feminizadas (ver Crianza). Es posible aumentar la relación entre mujeres y hombres mediante el tratamiento de las semillas con productos químicos antes de germinar. El etileno, un gas natural que se desprende de la maduración de los plátanos, ha aumentado la feminización de las semillas. Antes de la germinación, coloque las semillas en una bolsa de plástico sellada que contenga cáscaras de plátano durante 14 días. Envuelva las pieles en tejido para absorber cualquier humedad que despejen. Mantenga la bolsa en un lugar cálido y airee las semillas regularmente, reemplazando las pieles a medida que maduran. Sensa Soak se comercializa en los Países Bajos como un feminizador de semillas comerciales y se utiliza como remojo antes de la germinación.

Se han logrado aumentos de entre un 10 y un 25% más de hembras utilizando estos métodos. Para obtener mejores resultados, germinar las semillas no tratadas en vermiculita empapadas en una solución débil de alimentación hidropónica, que se ha diluido en al menos un 50%. Coloque la vermiculita en una bandeja o recipiente poco profundo (la lámina de aluminio es adecuada) y vierta la solución nutritiva hasta que esté saturada. Plantar las semillas justo debajo de la superficie, asegurando que estén ligeramente cubiertas. No es necesario colocarlos en un área oscurecida. En su lugar, deje la bandeja expuesta a al menos 18 horas de luz ininterrumpida y mantenga la vermiculita húmeda. La temperatura no debe exceder los 80oF. Este método de germinación se puede utilizar para plantas orgánicas. Ayudaría si aún así los inicias en un compost de maceta "semilla" o en un compost propio sin tierra para una jardinería orgánica adecuada.

Sólo necesitarán agua dulce en lugar de un alimento diluido. Dentro de uno a siete días, las semillas comenzarán a germinar. La primera etapa es la absorción de agua, seguida de cerca por la aparición del radio o raíz. A medida que el radio fuerza su camino hacia abajo, el hipocotilo o tallo extiende a la sala la luz, todavía cubierta por el caso de la semilla. A medida que el cotiledón, o las primeras hojas, se agrandan, arrojan la cáscara de la semilla, permitiendo que las primeras hojas reales emergen. No se sienta tentado a tirar de la carcasa de la semilla, ya que puede dañar el hipocotilo.

Dinafem Seeds tiene una tasa de germinación altamente confiable. Tenga en cuenta que la raíz estaba emergiendo rápidamente de la base de la semilla. Tan pronto como las plántulas estén entre 3/4" y 1" de altura, retírelas cuidadosamente de la vermiculita y plantarlas en macetas, cubos o vasos de poliestireno, asegurándose de que estén bien regadas. Ahora están listos para ser colocados en el vivero o área de cultivo vegetativo.

Amortiguación

La amortiguación es una infección fúngica que mata las plántulas. La base del tallo se pudre y la planta cae y muere. Algunos cultivadores pulverizan plántulas con un fungicida sistémico preventivo diluido como precaución. No es esencial difundir; asegúrese de dar a las plántulas el mejor comienzo posible limpiando todo su equipo a fondo antes de su uso y utilizando agua dulce (o una solución nutritiva débil) para alimentarlos. Los bajos niveles de luz, las bajas temperaturas, la alta humedad y el medio anegado contribuyen a la amortiguación.

Clonación

La clonación simplemente es tomar esquejes de una planta madura. Se asegura de que usted tiene un cultivo 100% femenino. Las plantas en flor son difíciles de clonar, por lo que las hembras se identifican a través de la floración de esquejes de prueba. Los esquejes se toman de las plantas mientras están en estado vegetativo y luego cuidadosamente etiquetados. Estos esquejes se enraizan y florecen. Es posible inducir el cannabis a florecer. Tan pronto como las hembras sean identificadas, colóquelas de nuevo debajo de 24 horas de luz continua, obligándolas a volver al ciclo vegetativo. Sin embargo, este proceso puede llevar mucho tiempo, y la mayoría de los cultivadores prefieren utilizar esquejes. Las plantas de marihuana femeninas pueden ser clonadas tan pronto como han desarrollado brotes laterales saludables. Cuanto más vieja sea la planta, más proyecciones tendrá. Una vez que tengas una planta femenina madura sana que muestre signos de crecimiento vigoroso, puedes hacer copias genéticamente idénticas de ella que exhibirán exactamente los mismos rasgos. Comience cortando consejos de crecimiento joven, de aproximadamente 3 a 4" de largo, de la planta madre.

Usa un par de tijeras afiladas y esterilizadas. La mayoría de las guías hortícolas le dirán que las tijeras pellizcan y dañan el tejido del tallo, pero eso no afecta la tasa de golpe de los esquejes jóvenes, y las tijeras son más cómodas de usar que las maquinillas de afeitar. Cortar el tallo en un ángulo

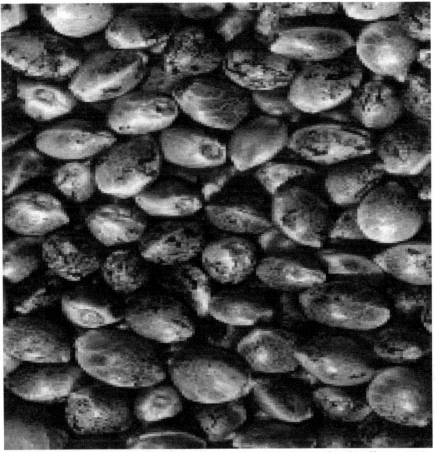

leve para exponer un área más grande, y luego sumergir el tallo en un gel de enraizamiento. Los geles están disponibles en todos los buenos minoristas de jardinería y son mejores que los polvos de enraizamiento. Coloque el gel de enraizamiento en el que está trabajando dentro de un recipiente separado para evitar la contaminación cruzada de cualquier posible infección. Retire las hojas grandes y coloque el tallo de corte de 3/4" a 1" en el medio de maceta que haya elegido.

Si estás decorando orgánicamente, puedes usar pellets de turba que se han empapado durante la noche en agua. A muchos cultivadores no les gustan, sin embargo, y una alternativa es las macetas de 3" llenas de un compost de maceta de "semilla" de buena calidad. Firme el compost de semilla alrededor del tallo. Los jardineros hidropónicos pueden usar cubos de inicio de lana de roca, espuma floral o, alternativamente, pequeñas ollas llenas de perlita o vermiculita. Estos medios hidropónicos pueden ser posteriormente macetados en maceta en el suelo para el cultivo orgánico. Sea cual sea su medio de maceta, asegúrese de que esté saturado antes de insertar los esquejes, pero no permita que los esquejes se pongan de pie en agua. Es necesario drenar el exceso de líquido, ya que los esquejes se enraizan con más éxito en un medio bien drenado y no desarrollará infecciones fúngicas. Coloque los clones en un propagador de lado alto con una tapa de plástico transparente y colóquelo debajo de una lámpara fluorescente o MH de 18 a 24 horas de luz diurna. Dependiendo de la temporada, un invernadero puede ser perfecto para iniciar clones jóvenes y no requiere ninguna luz.

Es esencial mantener la humedad para las primeras etapas de la vida del clon, ya que no tienen raíces. Niebla de tres a cuatro veces al día durante los primeros días, luego diariamente con un 50% de alimento diluido. Asegúrese de que la temperatura se mantenga cerca de 75oF. Puede quitar la cubierta del propagador después de unos días, pero continúe empantando los clones jóvenes y asegurándose de que el medio de enraizamiento se anegue. Los esquejes se vuelven a colocar tan pronto como comienzan a desarrollar raíces: por lo general de 10 a 14 días después de haber sido tomadas. Una vez que un corte ha desarrollado raíces, se puede tratar como una planta joven. Hay un método aún menos complicado de clonación utilizando sólo agua, luz y corte. El corte se toma con los otros métodos de clonación; sin embargo, el clon se coloca en un vaso de agua con una lámina envuelta alrededor del exterior para evitar que demasiada luz golpee el área de la raíz. Los clones se colocan debajo de la lámpara de propagación elegida. Incluso caben bajo una bombilla incandescente de 100 vatios es de alrededor de diez días.

Capa de aire

Esta emocionante técnica para la propagación de esquejes a partir de plantas produce clones saludables de la madre. Sin embargo, lleva mucho tiempo y puede ralentizar su cosecha si está cultivando a gran escala; por ejemplo, si está utilizando una configuración de Sea Of Green. Cuando se toma un corte convencional de una hembra, dos puntas de crecimiento fresco aparecerán desde el nodo debajo del área dañada, duplicando efectivamente su producción de clones. Al aplicar la técnica de capas de aire, no se separa físicamente el clon recién formado de su madre hasta que ha comenzado a desarrollar raíces. Esto retrasa el proceso de curación y regeneración, pero este es un pequeño precio a pagar si sólo se requiere un pequeño número de clones de calidad. Algunas plantas producirán nuevos consejos de crecimiento debajo del sitio mientras el clon todavía está unido. La capa de aire tiene la intención de crear un clon arraigado unido a la planta madre, dándole un cordón umbilical que permite que el agua y los nutrientes pasen al área clonada. Cualquier alimento pro- reducido de sus hojas por encima del sitio radicular es retenido y utilizado por la nueva descendencia.

Seleccione una punta de crecimiento vigoroso de la planta madre y con un bisturí cortado dos líneas horizontales justo debajo del nodo, dando vueltas por el tallo aproximadamente " aparte. ⅓

Une estos dos anillos con un corte vertical y pela la corteza. Cortar a través del floema, que es la capa debajo de la corteza que conduce los alimentos lejos de las hojas y en la planta. El flemo es más desafiante que la corteza externa, por lo que no es difícil sentir la profundidad con un poco de práctica; manejar el bisturí suavemente. Raspa el phloem con la cuchilla del bisturí, usando una suave acción de raspado. Trate de no hacer daño al xiónigo, la capa debajo del floema. El xilema es responsable de la realización de nutrientes desde la planta hasta las hojas. Debe quedar intacto para asegurarse de que el clon se alimenta durante su tiempo de enraizamiento.

A continuación, aplique un recubrimiento de gel de enraizamiento en el sitio del nodo por encima del corte. Cubra toda el área, incluida la cantidad, con musgo de esfagnum húmedo. Use una envoltura de plástico para mantener el musgo en su lugar envolviéndolo alrededor del tallo. Asegúrese de dejar la parte superior e inferior del musgo expuestos para ayudar al riego y el drenaje. Dentro de 10 a 14 días, verás nuevas raíces fuertes en desarrollo. En este punto, puede separar el clon de su madre. Retire la envoltura de plástico y trate el clon como una planta joven.

Repoblación de sus sembrados

Reporte plántulas de cannabis en sus envases de cultivo final cuando tengan entre 4 y 6" de altura y muestren signos de crecimiento vigoroso. Esto les ayuda a formar una bola de raíz saludable en sus nuevas ollas. Prepara tus macetas de cultivo llenándolas con compost fresco para macetas a menos de 11.2" de la llanta, dejando un agujero en el centro para las plantas. Coloque las plantas jóvenes en los recipientes, nivele con la mezcla posterior y firme más compost alrededor de la base del tallo.

Las plántulas que se iniciaron en macetas pequeñas deben retirarse cuidadosamente de sus recipientes originales. Coloque la mano sobre la parte superior de la piscina para que su escritura cubra el suelo y la planta esté descansando entre los dedos. A continuación, gire la olla al revés. Toque suavemente la base de la olla, y la bola de raíz se deslizará hacia fuera y se volverá a colocar en los nuevos recipientes de cultivo.

Alimentando plantas jóvenes

Los compostes de maceta contienen suficiente fertilizante para sostener las plantas jóvenes durante las primeras cuatro a seis semanas de crecimiento, dependiendo del tamaño de las macetas que estés usando. Después de este tiempo, tienes que alimentar el cultivo. Para una alimentación consistente y precisa, utilice un fertilizante vegetal soluble vertido en el compost como un empapado o rociado directamente sobre las hojas de la planta como un alimento foliar. Alimentar las plantas de cannabis en pequeñas cantidades con frecuencia, ya que la sobrealimentación puede ser tan dañina como la alimentación inferior. Los cultivadores orgánicos pueden encontrar una gama de comidas disponibles comercialmente que son adecuadas para el cannabis y son más precisas que los métodos alternativos de fertilización verdaderamente orgánica, como la adición de estiércol o tés de nutrientes; producidos mediante la colocación de fertilizantes orgánicos en pantimedias y empaparse en agua tibia. Los fertilizantes se clasifican por el contenido de nutrientes, o relación NPK, lo que permite a los cultivadores seleccionar el tipo más adecuado para su cultivo. El cannabis tiene diferentes requerimientos de nutrientes en diferentes etapas de su vida. Los tres componentes principales, o macronutrientes, de los fertilizantes vegetales, son:

• Nitrógeno (N)

• Fósforo (P)

• Potasio (K)

Crecimiento vegetativo

El cannabis en su estado vegetativo requiere altas cantidades de nitrógeno en su alimentación. El nitrógeno promueve el crecimiento vigoroso y el desarrollo del tallo; también aumenta la síntesis de proteínas en la planta. El secado de las hojas y el enrojecimiento de los tallos, y el crecimiento atrofiado son signos de deficiencias de N. Un fertilizante con un NPK de 30-15-15 es ideal para el crecimiento vegetativo. Esta proporción indica el porcentaje de macronutrientes, con nitrógeno el más alto en 30%.

Etapa de floración

El cannabis que ha entrado en la etapa de floración requiere mayores cantidades de fósforo y niveles más bajos de nitrógeno. El fósforo promueve la floración y la producción de flores en el cannabis. Las hojas de color azul oscuro/verde y las pequeñas formaciones de cogollos indican deficiencias P. Los fertilizantes con un NPK de 15-30-30 son ideales para la floración. Mientras que los fertilizantes orgánicos no son adecuados para la jardinería hidropónica, los piensos hidropónicos son adecuados para cultivos orgánicos. Para evitar la sobrealimentación de las plantas, siempre diluya los nutrientes en un 50%.

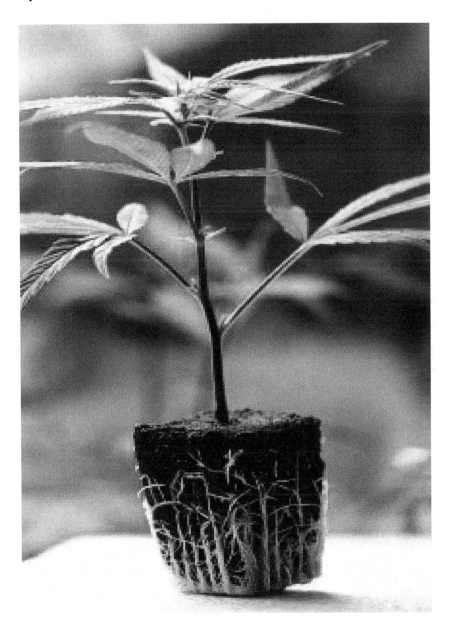

Promotores de Crecimiento para Jardines Orgánicos

Earth Food o Earth Juice es una mezcla de carbón activado, aminoácidos, oligoelementos orgánicos y lignito suspendido en un catalizador de agua alterada. Disponible en proveedores hidropónicos, es muy recomendable para aumentar los rendimientos.

El propio Bushmaster del condado de Humboldt. El extracto de algas patentado acelera la transición a la floración, al tiempo que reduce el espaciado entre internodo, lo que resulta en racimos de flores más estrechos y plantas compactas más arbusantes.

El peróxido de hidrógeno (H2O2) se asocia generalmente con el cultivo hidropónico; sin embargo, es útil en la jardinería orgánica para mantener abajo las bacterias y los hongos. Puede añadir solución de peróxido de hidrógeno a su agua en cada alimento en forma de Oxy-plus 17.5%.

Alternativamente, utilice una solución del 35% de H2O2 diluida a una proporción de 10 gotas por cuatro tazas de agua.

O.G.P. es la marca de un "promotor de crecimiento orgánico" fabricado en Nueva Zelanda y disponible en los Estados Unidos. Contiene cera de abeja y alfalfa con altos niveles de gibberellinas que pueden promover un fuerte crecimiento celular durante el período vegetativo. *Panchagavya* es una palabra sánscrita y significa una mezcla de cinco productos obtenidos de vacas consideradas sagradas para los hindúes. Los tres componentes naturales son el estiércol, la orina y la leche; los dos productos derivados son cuajada y ghee. Actúa como un promotor del crecimiento y refuerzo de la inmunidad, aumenta el peso y la calidad de los rendimientos, y promueve el crecimiento denso de la raíz.

Receta para Panchagavya:

Estiércol de vaca mezclado con agua	- 11 lbs
Orina de vaca	- 3 cuartos

Leche de vaca	- 2 cuartos
Cuajada	- 2 cuartos
Ghee	- 2.2 lbs
Plátano maduro	- 12 plátanos
Agua de coco	- 3 cuartos
Jugo de caña de azúcar	- 3 cuartos

La cantidad medida de estiércol de vaca y ghee se añade primero al recipiente y se mantiene durante tres días para fermentar. Al cuarto día, los ingredientes restantes se añaden a la caja y se guardan durante siete días más. Después de diez días de incubación, *la solución de Panchagavya de 1 cuarto se mezcla con 2,5 galones de agua y luego se aplica como solución al compost. El Panchagavya también se puede utilizar como un aerosol foliar.* (2004) informaron que Panchagavya contiene sustancias reguladoras del crecimiento como ácido acético indol, ácido gibberellico y citoquina, y nutrientes esenciales de la planta.

También contiene microorganismos beneficiosos y eficaces, predominantemente bacterias del ácido láctico, levadura, actinomicitos, bacterias fotosintéticas, y ciertos hongos, además de práctico y probado bio para- utilizadores Azotobacter, Azospirillum, y Fosphobacterium. Jayasree y George (2006) observaron un rendimiento y calidad significativamente alto en las plantas de chile y Capsicum annuum tratado con Panchagavya. Ravikiran (2005) declaró que Pan- chagavya es un pesticida eficaz y fertilizante natural, promotor del crecimiento, y aumenta la inmunidad en el sistema vegetal, ayudando a repeler las plagas y controlar las enfermedades (Prabu, 2006).

Extracto de algas está disponible de la mayoría de los proveedores hortícolas y contiene estimulantes de crecimiento. Es particularmente adecuado para la producción orgánica, donde se utiliza como un empapado de raíz y un aerosol foliar.

Tormenta de nieve Ultra. Aroma y sabor a flores mejorados. 1 cucharada. Por galón de agua y aplicado cada uno o dos riegos.

El sulfato de potasa suministra potasio, un socio esencial para el nitrógeno y el fosfato para maximizar el rendimiento de los cultivos y fortalecer la resistencia a las enfermedades. Se aplica como apósito superficial al compost o al suelo.

Triacontanol es un estimulante de la raíz que, cuando se utiliza en pequeñas cantidades, puede aumentar los rendimientos. La alfalfa contiene nitrógeno y oligoelementos; sin embargo, el beneficio real proviene del alcohol ácido graso llamado triacontanol, que se produce naturalmente en la superficie cerosa de las hojas del deseo. Para hacer té de alfalfa, agregue 12 tazas de pellets de alfalfa a un cubo de basura de 32 galones, agregue agua, revuelva y empinada durante 24 – 48 horas. Puede agregar cinco tazas de sales de Epsom y ocho onzas de fertilizante para pescado si desea experimentar con la solución. Es mejor probar su té en una planta individual primero. Si no experimentas problemas, estás listo para ir.

Sistemas de riego para cultivos orgánicos

La mayoría de los cultivadores orgánicos almacenan su suministro de agua en barriles de agua de jardín o grandes tanques de plástico para envejecer. El envejecimiento reduce los niveles de cloro en el agua, permite que se caliente con calentadores de acuario y, si es necesario, le permite ajustar los niveles de pH. Los tanques de agua de plástico negro, disponibles en los re-tailers de plomería doméstica, son generalmente los tanques de almacenamiento preferidos para usar y vienen con sus tapas a prueba de luz. Tanques más grandes para configuraciones comerciales se pueden construir a partir de bloques de construcción e impermeabilizar con un revestimiento de estanque. No es aconsejable utilizar agua directamente de la red de agua, especialmente en invierno cuando la temperatura desciende aún más en las tuberías de suministro subterráneas. Los cultivos orgánicos se pueden regar fácilmente a mano utilizando recipientes o mangueras. Los cultivadores que deseen automatizar el proceso pueden utilizar la mayoría de las configuraciones hidropónicas para cultivos de agua orgánica, excepto para sistemas de técnica de inundación y drenaje o técnica de película nutritiva (NFT), ya que tienden a saturar el compost de maceta.

Leaching the Soil

Es esencial lixiviar sus compostes para macetas al menos una vez cada dos semanas con agua envejecida para eliminar cualquier acumulación de sales. Las sales provienen de la solución de fertilizantes y se depositan por evaporación en las zonas de cultivo caliente. Vierta agua antigua en cada maceta hasta que se inunde sobre el nivel del suelo y luego le permita drenar a través. Deseche el agua que se acumula en las bandejas.

Apoyo a las plantas

Las plantas cultivadas intensamente en la rotación sólo producirán una cola principal con muy pocos brotes laterales. Sin embargo, las plantas cultivadas durante períodos vegetativos más prolongados generalmente necesitan apoyo durante su fase de floración, ¡esperemos que debido al peso de los cogollos! Los bastóns cortos pueden proporcionar apoyo a plantas individuales y son rentables; sin embargo, a algunos cultivadores les gusta usar soportes de cable fijados al techo y unidos a ramas separadas. Los grupos de plantas se pueden apoyar estirando la malla de nylon de seis pulgadas horizontalmente por encima del cultivo. Las plantas crecen a través de la malla, y las elevas a medida que se desarrollan. Esta es la forma correcta de apoyar un cultivo grande, aunque también se puede utilizar muy eficazmente en pequeñas mesas de inundación y drenaje para mantener las plantas.

Los cultivos al aire libre generalmente desarrollan tallos gruesos, y muchos cultivadores los recogen después de la cosecha para usarlos como bastones y bastones. Es aconsejable dar a las plantas al aire libre algún tipo de apoyo para protegerlas con vientos fuertes, especialmente si se ha plantado un cultivo tardío o podado para producir dos o más colas principales. Los cultivadores utilizan bastones de bambú, cordón o alambre de cerca estirado en los postes estirados, o conducen estacas de apoyo de árboles en el suelo junto a cada planta joven y las aseguran a medida que se desarrollan. Alternativamente, algunos cultivadores cortan longitudes flexibles de ramas delgadas y empujan ambos extremos en el suelo para formar un arco debajo de cada planta. Estos arcos le permiten apoyar a los departamentos individuales de manera más eficaz, especialmente en las plantas recortadas. Son mejores que los bastones o estacas individuales. Revise las plantas al aire libre regularmente, especialmente después de cualquier clima pesado, para asegurarse de que ninguna ha sido desarraigada o dañada. Los artículos dañados se pueden guardar mediante férulas, cintas y apoyo a la lesión.

****

Capítulo 9: Cultivo hidropónico

El cultivo hidropónico está creciendo sin suelo, utilizando agua que contiene todos los nutrientes y minerales requeridos por una planta. En un jardín hidropónico, el cultivador puede controlar y ajustar los requisitos de alimentación a niveles óptimos; sin embargo, los sistemas necesitan un monitoreo cuidadoso, ya que los errores con la solución nutritiva pueden arruinar un cultivo.

Medición de los niveles de pH en la solución nutritiva

El nivel de pH es una medida de acidez o alcalinidad. En una escala de 1 a 14, neutral sería 7, y cuanto menor sea la lectura, más ácida será la solución. 1 a 7 se llama "ácido", y 7 a 14 se denomina solución alcalina. La gama de pH ideal para el cultivo de cannabis es de 6,5 en el suelo y alrededor de 5,5 en la mayoría de las soluciones hidropónicas. Tenga en cuenta que los extremos del pH causarán lesiones graves a las plantas de cannabis. El pH se mide en la solución utilizando un medidor digital o papeles de prueba de pH. Sumerja los documentos de prueba en la solución y compare los cambios de color con el gráfico suministrado. Los medidores son más precisos y cómodos de usar.

Los cultivadores serios deben invertir en una unidad de medidor de pH profesional con una sonda desmontable. La adición de ácido fosfórico, ácido sulfúrico o vinagre blanco reduce el pH en las soluciones nutritivas. Agregue pequeñas cantidades y compruebe hasta que el medidor muestre la lectura requerida. El hidróxido de sodio, el hidróxido de potasio o el bicarbonato de sodio elevarán los niveles de pH. Estos ajustadores de pH son químicos tóxicos y agresivos, por lo que siempre guárdelos de forma segura y proteja su piel y ojos cuando los use. Medición de la fuerza nutritiva La medición estándar de la concentración de nutrientes en soluciones hidropónicas se conoce como sólidos disueltos totales (TDS) y se expresa en partes por millón (PPM). Para medir el TDS en una solución, se requiere un medidor que mida la conductividad eléctrica (EC) o el factor de conductividad (CF), que puede conducir una corriente eléctrica. El agua pura y destilada no contiene minerales, por lo que no puede conducir electricidad. A medida que se añaden nutrientes, la conductividad aumentará. La medición de esto proporciona al cultivador un método preciso para determinar la resistencia de los nutrientes. TDS es confuso, y muchos productores estadounidenses ahora están convirtiendo a unidades de medida de la CE (CF). El estándar utilizado para la medición de EC es miliSiemens por centímetro (mS/cm2).

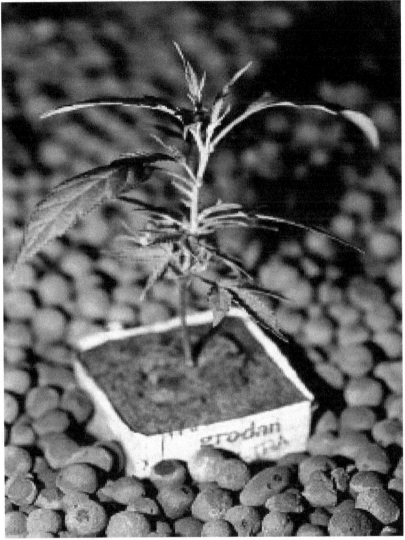

Para que su medidor muestre una lectura en TDS, tiene que convertir la lectura EC usando una ecuación matemática; sin embargo, los diferentes fabricantes de medidores utilizan varios factores (0,50 a 0,72) para calcular el PPM que muestran, aunque la lectura CE/CF será la misma para todos los medidores. Para convertir EC a CF, multiplique por 10. Las soluciones de nutrientes hidropónicos estándar son unidades EC 2.0 miliSiemens (o 2.0mS/cm2) o 20 CF. Las soluciones hidropónicas deben estar dentro de los parámetros 1.5mS - 2.0mS.

Requerimientos nutricionales de las plantas de cannabis

Los nutrientes esenciales en los fertilizantes hidropónicos se clasifican como macronutrientes necesarios en grandes cantidades de micronutrientes necesarios en cantidades más pequeñas. Además de los nutrientes esenciales, las plantas necesitan carbono, oxígeno e hidrógeno, suministrados por el agua y la atmósfera.

Agua (H2O)

La mayoría de los piensos hidropónicos vienen en formulaciones de cultivo o floración, ya que las plantas tienen diferentes requisitos en diferentes etapas. Los piensos hidropónicos también están formulados para agua dura o blanda. El agua dura tiene altos bicarbonatos en las sales de magnesio y calcio que causan una acumulación de de- posits de sal, bloqueando minerales traza. Es fácil identificar áreas de agua desafiantes por la acumulación de cal en hervidores de agua. El principal problema del jardinero hidropónico es que los bicarbonatos requieren grandes cantidades de ácido para neutralizarlos antes de que el pH pueda ser ajustado. Los cultivadores en áreas de agua desafiantes necesitan utilizar formulaciones de agua desafiantes. Si solo tiene un pequeño número de plantas, intente usar agua mineral. El agua mineral contiene oligoelementos, y las aguas carbonatadas contienen CO2, al igual que el agua de lluvia.

El agua del grifo se trata con cloro y flúor en algunas áreas, por lo que la mayoría de los cultivadores permiten que el agua se mantenga o envejeza antes de usarla. Las cantidades excesivas de cloro causarán un endurecimiento del cultivo. Ejecute el agua del grifo antes de llenar sus depósitos para dispersar cualquier sedimento presente. El agua caliente tiene depósitos altos de sodio y calcio y debe utilizarse con mucha moderación y sólo para calentar soluciones.

Alimentación hidropónica

Las soluciones nutritivas diseñadas para el cultivo del suelo no son de utilidad para el cultivador hidropónico. La solución de alimentación debe contener todos los macro y micronutrientes que requiere la planta, y deben estar en el equilibrio correcto. Hay una amplia variedad de soluciones hidropónicas disponibles que se adaptan a los cultivadores de cannabis de interior. Los paquetes de nutrientes hidropónicos generalmente vienen suministrados en dos recipientes separados etiquetados como "A" y "B" para mayor comodidad. La razón detrás de esto es que los componentes son incompatibles entre sí y causan precipitación cuando se mezclan. Una vez diluido en la solución, no hay ningún problema. Los paquetes de nutrientes líquidos son más cómodos de usar que las formulaciones en polvo. El pienso en polvo debe disolverse antes de añadirlo al depósito de la planta. Los paquetes de nutrientes recomendados para el cultivo de cannabis hidropónico incluyen los siguientes:

Botanicare

CNS17 Cultivo Hidropónico (3-2-4)

CNS17 Hydroponic Bloom (2-2-5)

Caña

Aqua Vega A & B (6-2-8).

Aqua Flores A & B (5-3-10)

Masters holandeses

Un cultivo (una parte sin mezcla de solución nutritiva. Sólo tiene que añadir al tanque)

Una flor (una parte sin mezcla de solución nutritiva. Sólo tiene que añadir al tanque)

Dyna-Gro - Wikipedia, la enciclopedia libre

Cultivo líquido Dyna-Gro (7-9-5)

Dyna-Gro Bloom (3-12-6)

Jugo de tierra

Cultivo de jugo de tierra (2-1-1)

Flor de jugo de tierra (0-3-1)

Granja Fox

Crecer Gran Hidropónico (3-2-6)

Flor del tigre (2-8-4)

Hidroponía general

Flora, solución nutritiva de 3 partes:

FloraGro (2-1-7)

FloraBloom (0-5-4)

FloraMicro (4-0-1)

Mezcla Pura

Fórmula de compost orgánico de flor metabólica para hidroponía y suelo:

Fórmula de cultivo (1-0.5-1)

Fórmula Bloom (0.5-0.5-1)

Todos estos paquetes vienen con instrucciones detalladas sobre las tasas de dilución y son fáciles de usar. Los cultivadores deben elegir una solución nutritiva adecuada para ellos y se adapte a su configuración hidropónica. Los cultivadores que utilizan lana de roca pueden elegir una solución formulada para este medio; fertilizantes que son más ácidos compensan los niveles de pH más altos causados por Rockwool. Sin embargo, con un cuidadoso ajuste del pH, todos los nutrientes anteriores se pueden utilizar en configuraciones de lana de roca. Para optimizar la absorción de la formulación de nutrientes que ha elegido, caliente suavemente la solución con un calentador de acuario a alrededor de 75 oF. La temperatura de la solución se puede controlar con un termómetro sumergible comprado en un minorista de acuarios.

Promotores y Aditivos de Crecimiento para Sistemas Hidroeléctricos

Peróxido de hidrógeno

(H2O2) Se puede añadir a la solución para aumentar su contenido de oxígeno, aumentando así la absorción de nutrientes y mejorando la fotosíntesis. La adición de H2O2 produce plantas más gruesas con longitudes internodales más cortas y también mantiene las bacterias en la solución.

H2O2 se vende comercialmente como Oxy-Plus en una solución estabilizada del 17,5%. Alternativamente, se puede comprar de los mayoristas de peluquería, que lo venden como lejía para el cabello.

Agregue una cucharadita de 35% de H2O2 por cada 5 galones y medio de solución nutritiva dos veces por semana: tiras reactivas de inmersión, compradas a su proveedor hidropónico, en el depósito para dar una lectura.

El nivel óptimo es de 30 a 50 ppm.

Nitrozyme

Un potenciador del crecimiento se puede añadir a la solución nutritiva o utilizarse como alimento foliar. Contiene citoquinas, que son hormonas derivadas de una planta de mar Del Atlántico Norte. Ayudan en la división celular y la ampliación. Utilice Nitrozima durante el desarrollo temprano de

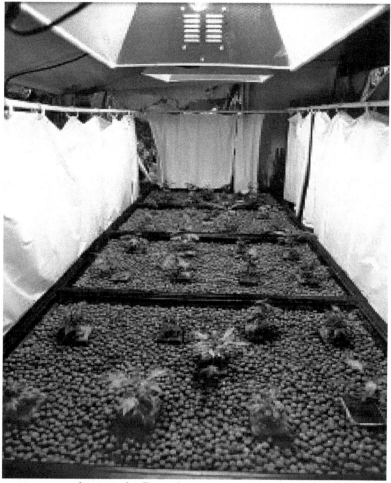

la planta, pero no durante la floración.

Extracto de algas marinas

Contiene estimuladores de crecimiento natural y está disponible comercialmente en América del Norte y Europa. Es excelente para el cultivo orgánico e hidropónico y se puede utilizar como un spray foliar o empapado de raíces. El extracto se mezclará fácilmente con cualquier alimento foliar que elija utilizar. La adición de un agente humectante no iónico al ramo aumentará la absorción de piensos foliares. Los agentes humectantes funcionan aumentando la tensión superficial del agua, permitiendo que los nutrientes penetren profundamente en el tejido de la hoja. Alternativamente, agregue unas gotas de detergente líquido para platos, enjuagando las hojas de la planta regularmente con agua dulce para evitar bloquear los estomas. Los potenciadores de crecimiento recomendados para cultivos hidropónicos de cannabis son:

B'Cuzz Bloom

Completamente soluble en agua activar la vida biológica en el sustrato y contiene micro nutria en forma de quelato, que ofrece acción enzimática en varios frentes. Disponible para Suelo, Hidro o Coco.

Triángulo Esmeralda Bushmaster (0-.1-0)

Bushmaster ralentiza y detiene el crecimiento vertical, creando plantas más compactas. Simultáneamente, el crecimiento cesa. La planta se vuelve muy tupida, produciendo ramificaciones laterales y eventualmente produciendo mucha más superficie para que las flores se formen, aumentando así significativamente el rendimiento. Funciona bien en suelo o hidro.

Gravedad del Triángulo Esmeralda (0-.1-0)

Extracto de algas preparado de forma única y aditivo a base de fósforo endurecerá sus flores de arriba a abajo. Un poco va un largo camino. Usar una o dos veces unas tres semanas antes del final del ciclo de una planta. Añade tamaño y peso a las plantas con flores.

Triángulo Esmeralda Púrpura Maxx (0-0-3)

Humboldt County's Own Purple Maxx es completamente orgánico. Purple Maxx solía llamarse Stacker y se ha demostrado para mejorar la producción de aceite esencial. Purple Maxx es una combinación de compuestos orgánicos que anima a las plantas a "apilar" sus sitios de floración más cerca, produciendo más flores.

Triángulo Esmeralda Tormenta de Nieve ULTRA (0-0-3)

Snow Storm Ultra del condado de Humboldt es un suplemento de potasio que ayuda con la producción de aceite esencial. Snow Storm se ha separado del producto original Purple Maxx.

Sensa-Spray

Estimulante hormonal aplicado como pulverizador foliar en la mediana vida de la planta. En- crea el desarrollo de los cogollos.

Superthrive – Suplemento vitamínico y hormonal Añadir a su solución nutritiva a una gota por galón.

Lavado

Los cultivadores hidropónicos pueden producir flores de marihuana de sabor más suave al lavar las plantas antes de cosecharlas. El lavado elimina cualquier residuo químico que pueda haberse acumulado en el cultivo. Se recomienda porque las sales de nitrato (una forma de nitrógeno en NPK) no son saludables para fumar. La alimentación hidropónica se sustituye por agua pura ajustada al pH durante los últimos tres días de floración. Los lavados hidropónicos comerciales se añaden al agua; sin embargo, algunos cultivadores prefieren reducir la fuerza de la solución nutritiva en lugar de lavarla con agua. Una reducción gradual en las últimas dos semanas antes de la cosecha tiende a funcionar mejor. Intenta tener la respuesta al 25% de fuerza para el día anterior.

Solución de problemas de sistemas hidropónicos

Si se producen problemas con el cultivo, compruebe primero que todas las plantas padecen los mismos síntomas. Las plantas en sí son el mejor indicador de problemas dentro de su configuración, así que revise su cultivo diariamente. Los nuevos problemas de crecimiento casi siempre se asocian con la solución nutritiva - por lo general una deficiencia de nutrientes o una acumulación de toxicidad. De cualquier manera, el remedio es reemplazar la respuesta del depósito después de vaciar el sistema a través de agua dulce.

• Caída de la hoja: Sobre o subalimentación de la planta. Un medio de overdry. Fluctuaciones repentinas de temperatura extremas. Ataque de insectos.

• Hoja Amarilla: Infraalimentación de la planta. Medio saturado debido a un drenaje deficiente. Niveles de luz bajos.

• Hoja Negra: Calor excesivo por luces o fluctuaciones de temperatura fría que ocurren durante el ciclo nocturno. Insectos parásitos.

• Hoja de cobre: Sobrealimentación de la planta. Medio saturado. Desequilibrio en el sistema de nutrientes.

• Hoja caída: Sobre o subalimentación de la planta. Medio seco. Las larvas de hongos gnat estaban atacando las raíces de las plantas.

• Hoja irregular: Sobrealimentación de la planta. Equilibrio incorrecto de la solución nutritiva. Insectos parásitos.

• Crecimiento aturdido: Sobre o subalimentación de la planta. Niveles de luz bajos. Insectos parásitos.

Si bien es inusual que los sistemas hidroeléctricos estén fuera, no es imposible, como muestra este sistema aeronáunico. Los cultivos hidropónicos se recuperan rápidamente una vez que la solución nutritiva ha sido cambiada y ajustada. Como medida de precaución, enjuague el sistema con agua dulce cada ocho semanas. La mayoría de los problemas con su cultivo hidropónico se basarán en el medio ambiente y serán causados por parásitos o enfermedades, temperaturas incorrectas, humedad y niveles de luz, en lugar de con la solución nutritiva en sí.

• Los niveles bajos de luz producirán plantas débiles y delgadas con hojas pálidas: una condición conocida como clorosis.

• Los problemas de temperatura causarán marchitamiento y hojas negras o marrones, crecimiento irregular y plantas vulnerables.

• Los problemas de humedad causarán ataques de hongos y retraso en el crecimiento.

Lista de verificación diaria

1. Evaluar el estado de las plantas. ¿Hay algún signo de ataque de insectos? Compruebe el estado del nuevo crecimiento y el color y vigor de las plantas.
2. 2. Evaluar el estado del medio de cultivo: ¿Existen formaciones de algas? ¿Está el medio enlatado? ¿Las raíces visibles son blancas y saludables? ¿El medio huele fresco?
3. 3. Evaluar las condiciones ambientales. ¿La temperatura, la humedad y la luz están en los niveles correctos?
4. 4. Evalúe si el sistema funciona correctamente. Compruebe la solución para el pH y EC/CF. Bombas de prueba, ventiladores, respiraderos y equipos de CO_2.
5. 5. Evalúe para asegurarse de que la luz no está escapando o entrando en la sala de cultivo.

Medios hidropónicos

La forma más productiva de cultivar cannabis hidropónicamente implica el uso de un medio inerte y estéril para apoyar las raíces de la planta. El medio no contiene nutrientes ni minerales propios; se suministran a la planta durante el proceso de riego, ya sea a mano o utilizando un sistema automatizado. La grava, la arena, la espuma e incluso las cuentas se han utilizado para el cultivo hidropónico. Los mejores medios se describen a continuación.

Rockwool

Rockwool es un medio de cultivo ligero y estéril disponible en losas, cubos o gránulos. La lana de roca se puede utilizar en todas las configuraciones hidropónicas, aunque su valor de pH es relativamente alto en alrededor de 7.5. La solución nutritiva debe ajustarse para compensar este alto valor de pH. Hay alimentos especialmente formulados desfirmados para configuraciones de lana de roca, pero, siempre y cuando la solución nutritiva se mantenga más ácida, se pueden utilizar paquetes hidropónicos. La lana de roca aguanta fácilmente hasta 10 veces más agua que el suelo. Como todos los medios hidropónicos, es menos tolerante y no proporciona ningún amortiguador contra los niveles de pH fluctuantes. Rockwool proporciona un entorno ideal para el crecimiento de algas en sus superficies expuestas. Aunque este crecimiento no es perjudicial para las plantas y no compite por los alimentos, puede fomentar los hongos gnats y moscas capsidas, cubriendo todas las superficies expuestas con papel de aluminio o polietileno a prueba de luz. La lana de roca seca es un irritante, así que usa guantes cuando los manipules.

Mezcla verde y lana dorada

La mezcla verde y lana dorada son mechones de granulado de lana de roca que tienen una mezcla de propiedades absorbentes de agua y repelentes que los hace particularmente buenos para el cultivo hidropónico.

Perlita

La perlita es un medio de cultivo granular inerte producido a temperaturas muy altas y utilizado en recipientes para proporcionar un material ligero, estéril y absorbente para cultivar. La perlita saturada sostendrá tanto aire como la lana de roca y puede ser reutilizada, pero necesita una limpieza cuidadosa para eliminar las raíces muertas y ser esterilizada. Es aconsejable cubrir la parte superior de las macetas con papel de aluminio para evitar que se formen algas.

Fibra de coco

La fibra de coco contiene más agua y oxígeno que la lana de roca, que es ventajosa en los sistemas hidropónicos pasivos. A diferencia de la mayoría de los medios hidropónicos, la fibra de coco es totalmente natural: contiene compuestos orgánicos y es respetuosa con el medio ambiente. Los cultivadores holandeses han estado usando 50% fibra de coco mezclada con 50% de guijarros de arcilla expandida con excelentes resultados. Elija un hilo grueso y co-count preparado para el cultivo hidropónico. Las fibras de coco destinadas a agregar a los compostes en maceta pueden estar demasiado finamente calificadas y altas en sodio.

Clay Pebbles

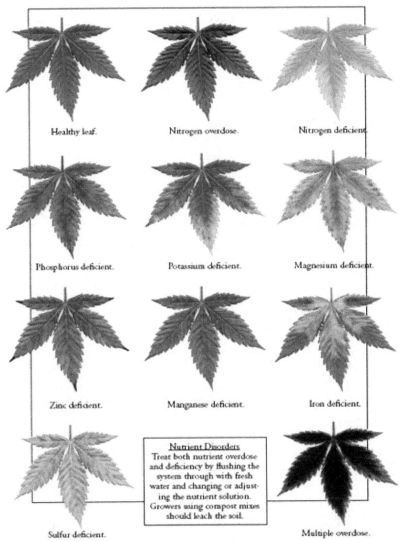

Healthy leaf.

Nitrogen overdose.

Nitrogen deficient.

Phosphorus deficient.

Potassium deficient.

Magnesium deficient.

Zinc deficient.

Manganese deficient.

Iron deficient.

Nutrient Disorders
Treat both nutrient overdose and deficiency by flushing the system through with fresh water and changing or adjusting the nutrient solution. Growers using compost mixes should leach the soil.

Sulfur deficient.

Multiple overdose.

Los guijarros de arcilla son porosos, ligeros y neutros para el pH y se pueden utilizar en configuraciones hidropónicas activas, pero no son buenos para levantar nutrientes de los depósitos en sistemas pasivos. Utilizados solos en los sistemas de reflujo y flujo, los guijarros de arcilla son demasiado ligeros y pueden provocar que las plantas se caigan durante el ciclo de inundación. Como los guijarros de arcilla se pueden reutilizar indefinidamente, son rentables y hacen un medio útil para mezclar con fibra de coco. Los guijarros de arcilla generalmente se importan y se venden en tamaños métricos.

Los tamaños más populares son de 8 a 16 mm (aproximadamente " a " de diámetro). Elige una marca que se vea de forma irregular sin guijarros redondos lisos, ya que las pequeñas grietas y bolsillos ayudan a formar raíces alimentadas.⁵⁄₁₆³⁄₈

Vermiculita

La vermiculita es un medio de cultivo muy poroso y ligero que contiene agua bien. Debido a que es excelente para extraer nutrientes en sistemas hidropónicos pasivos como unidades de mecha, la vermiculita se utiliza como la capa inferior debajo de la perlita. La vermiculita puede volverse anegada cuando se usa por sí sola, pero es ideal para germinar semillas.

Sistemas hidropónicos

Las configuraciones hidropónicas se clasifican como activas o pasivas. Los sistemas dinámicos utilizan bombas para distribuir los nutrientes a las plantas, y las pasivas no. Las adecuadas para sistemas de riego orgánicos están marcadas:

Aeroponía

Aeroponics es un método hidropónico de propagación y cultivo de plantas en el aire. Las plantas se cultivan con sus raíces suspendidas en una cámara de aire ligera, estéril y cerrada donde un vapor de nutrientes se rocía por pulso sobre las raíces en desarrollo - en algunos sistemas, más de 200 veces cada 12 horas. La propagación aeropónica no es nueva y se utilizó por primera vez en 1944. Aun así, los avances en la tecnología moderna nos han permitido construir sistemas aeropónicos más eficientes. La mayoría de los cultivadores prefieren comprar configuraciones aeropónicas ya hechas. Aún así, es posible hacer una unidad usted mismo, siempre que entienda los principios. Una cámara aeropónica se puede construir a partir de un tanque de plomería doméstico de plástico negro. El clon se coloca en una olla de red o recipiente perforado que sostiene un medio de cultivo inerte, como lana de roca o guijarros de arcilla. La caja se encuentra en una pequeña abertura cortada en la tapa extraíble. Se apoya para permitir que las raíces cuelguen en la cámara a prueba de luz.

Un drenaje colocado en la parte inferior del tanque le baja para recoger la mezcla de nutrientes en un depósito y volver a utilizarla colocando una bomba en la piscina para forzar el agua de una tubería para alimentar una boquilla de nebura fijada en la cámara de crecimiento. Lo mejor es conectar la bomba a un temporizador digital programado para pulverizar a intervalos de 15 minutos. Puede construir una unidad como esta utilizando una potente bomba sumergible, conectada por una manguera a boquillas de niebla tomadas de pulverizadores de jardín de mano, y funcionará bien. Utilice un alimento hidropónico disponible comercialmente en las diluciones recomendadas por el fabricante (pH 5.5) y agregue extracto de algas o uno de los muchos suplementos que promueven el crecimiento que están disponibles comercialmente.

Aeroponics no es el mejor sistema para principiantes, pero puede producir cosechas de muy alto rendimiento con un poco de experiencia. Las investigaciones han demostrado que el cultivo aeropónico produce mejores rendimientos que cualquiera de las otras técnicas hidropónicas. Los clones colocados en cámaras de enraizamiento aeropónico tienen una tasa de ataque de casi el 100%. Incluso sin el uso de agentes de enraizamiento hormonal, los esquejes se producen más rápido. Tienen un desarrollo de raíz increíble cuando se retiran de la cámara. Una vez implantados, los clones se pueden mover a una cámara de cultivo más grande o colocarse en otro medio, ya sea hidropónico u orgánico.

Clonación aeropónica

Un clonador aerodinámico es fácil de fabricar utilizando un contenedor de plástico a prueba de luz con una tapa ajustada. El tamaño del contenedor se rige por el número de clones que desea producir. Si solo necesita un número pequeño, entonces los contenedores de almacenamiento de cocina son ideales: a prueba de luz sus cajas pintando el exterior con pintura de goma negra. A continuación, la base de contenedores está equipada con una barra de burbujas de acuario que se puede comprar de forma económica en un proveedor de acuario. La barra requiere una bomba de aire, disponible en el mismo proveedor, y está conectada mediante tubos flexibles. Elija uno que produzca una fina corriente de burbujas y fíjela a la base de su recipiente usando pegamento de silicio. La barra de burbujas debe cubrir la mayor parte de la longitud del contenedor para que las configuraciones más grandes requieran barras adicionales.

El recipiente ahora está parcialmente lleno de agua pura ajustada al pH, y la bomba de aire está encendida. La barra de burbujas crea pequeñas salpicaduras en la cara sur del agua que rocía los tallos clonados. Usted tendrá que ajustar la profundidad del agua para asegurarse de que el aerosol golpea las ramas, pero no las sumerge. Los clones se apoyan en una serie de agujeros "perforados en la tapa del contenedor que permite que los tallos de la planta cuelguen justo encima del agua. Los clones se colocan primero en longitudes de 1" de " tubo de plástico.⅜⅜

Divida el tubo por un lado para que pueda eliminar fácilmente los clones arraigados. Estos tubos deben encajar perfectamente en los orificios de la tapa. Puede probar el clonador aerodinámico cerrando la tapa y ejecutando la bomba de aire. Si está funcionando correctamente, debería ver salpicaduras de agua subiendo por el agujero vacío de la parte superior. Una vez que tenga sus esquejes en posición y la bomba de aire funcionando continuamente, deben enraizar en unos 7 a 10 días. No hay ningún requisito para alimentar a los clones.

El sistema Wick tiene sus limitaciones, pero puede ser útil en algunas configuraciones. Los cultivadores orgánicos pueden usar mechas para extraer agua libre de nutrientes al cultivo. Al igual que con los sistemas de mecha hidropónica, asegúrese de que su depósito esté a prueba de luz y cubierto.

Cultura de aguas profundas (DWC)

Los requisitos básicos para un crecimiento saludable de las raíces son el agua, los nutrientes y el oxígeno. Siempre que las raíces de cannabis reciban un abundante suministro de oxígeno puede sumergirse permanentemente en una solución nutritiva ligera ("fuerza). Esto permite a los cultivadores establecer un sistema de burbujas hidropónico sencillo que puede producir rendimientos sorprendentemente altos. Asegúrese de que su contenedor tenga un mínimo de cuatro galones, con un tamaño óptimo de unos cinco galones. Un cubo de plástico con una tapa ajustada es ideal, pero debe ser a prueba de luz para evitar el crecimiento de algas no deseadas dentro de la cámara. El oxígeno se suministra a la solución nutritiva mediante una barra de burbujas de acuario o una piedra de aire conectada a una bomba de aire con tubos flexibles. La barra de burbujas se coloca en el recipiente a través de un pequeño agujero en la tapa. Si está utilizando una piedra de aire, asegúrese de que esté ponderada para sentarse en la parte inferior del cubo.

⅓

El recipiente sólo contiene una planta que se coloca en una olla de red de 6" que contiene el medio elegido y encaja firmemente en un agujero cortado en la tapa de plástico. Asegúrese de que la solución nutritiva se mantenga entre "a 1" por encima de la parte inferior de la olla neta. Esto se mide mejor usando un medidor hecho empujando una fina paja de plástico en un pequeño cuadrado de poliestireno. A continuación, corte una sección de 11/2" de una pajita de mayor diámetro y pegue esta en su posición en un pequeño agujero cortado en la tapa del contenedor. El poliestireno flota en la superficie de nutrientes, y el nivel de nutrientes se muestra por la paja delgada que se desliza hacia arriba y hacia abajo en la sección más extensa pegada a la tapa. Puede calibrar fácilmente las medidas altas y bajas marcando la paja deslizante. En un CFS, las plantas se colocan en un x corte en polietileno a prueba de luz que cubre el mate capilar. Deje la piedra de

119

aire funcionando continuamente y mantenga el pH de la solución constante en torno a 5.5. Asegúrese de que su solución nutritiva se mantenga en su fuerza durante todo el ciclo de crecimiento de la planta. Esto se puede calcular fácilmente utilizando las recomendaciones del fabricante.⅓⅓

Configuración de riego capilar. El mate capilar se coloca sobre el polietileno. Las plantas se alimentan de manera similar desde el depósito a

un sistema de mecha.

Cultura de la olla

El cultivo de ollas es la forma más simple de cultivo hidropónico. Consiste en cultivar cada planta en su contenedor, llena de cualquier medio hidropónico popular. La mayoría de los cultivadores prefieren la perlita, la fibra de coco o el granulado de lana de roca. A pesar de su simplicidad, se pueden lograr excelentes resultados utilizando este sistema. Sin embargo, es difícil de automatizar. Elija una olla con una capacidad de 2.5 - 4 galones y colóquela en un platillo o bandeja profunda para actuar como un depósito. Siempre agua desde la parte superior, permitiendo que el depósito se llene. Las plantas pequeñas requerirán riego cada dos o tres días, pero las plantas maduras necesitarán alimentación diaria. Deje que la piscina esté casi vacía antes de alimentarse de nuevo. Esto arrastra el aire hacia abajo en el medio—Aplica el medio cada dos o tres semanas para evitar la acumulación de sales.

Wick Systems

Los sistemas Wick son un método simple pero eficaz para cultivar cultivos hidropónicos. El cordón de nylon se enhebra a través de los orificios de drenaje en la parte inferior de la olla para que pase un punto, a través y hacia abajo fuera del agujero opuesto. Esto se repite para tener dos longitudes de cable roscado a través, dejando cuatro extremos colgando hacia abajo. Recorte las medidas para que tengan unas seis pulgadas de largo. A continuación, agrega una capa de vermiculita a una profundidad de una pulgada y llena el espacio restante con perlita o fibra de coco. A continuación, suspenda la olla sobre el depósito de nutrientes y regarla desde la parte superior para saturar el medio. A medida que la planta se alimenta, extraerá nutrientes para la mecha por acción capilar.

El depósito puede ser un pequeño recipiente de nutrientes para una sola planta. Se puede construir un sistema más extenso utilizando una piscina de vadeo de un niño con un marco de malla que soporta las plantas por encima de él. Los cultivos orgánicos se pueden regar con esta configuración: los nutrientes se sustituyen por agua dulce y se elaboran en el compost para

macetas.

Sistema de suelo capilar (CFS)

He utilizado este método hidropónico para cultivar pasivamente un gran número de plantas de marihuana y reducir los costos. Las gruesas láminas de polietileno se colocan en un suelo de sala de cultivo nivelado, bajo la iluminación HPS, en tiras largas y estrechas entre uno y dos yardas de ancho (dependiendo de la potencia de sus lámparas). Ejecute sus lámparas en rieles ligeros para garantizar una distribución uniforme. Un marco de 2" × 2" de madera se coloca alrededor del borde de polietileno, luego grapado a él, produciendo una bandeja impermeable considerable. El mate capilar (el más grueso disponible) se extiende sobre el polietileno hasta el labio de 2". Asegúrese de que las uniones estén superpuestas por lo menos 1". El mate capilar ahora está saturado con solución nutritiva y luego cubierto con láminas de plástico gruesas, a prueba de luz y reflectantes. Cuando la cubierta de plástico se encuentra con el borde de la bandeja, se sella con cinta adhesiva para evitar la evaporación.

Mendo Purp de PureBred Growers es una planta de hormigón que funciona bien en sistemas hidroeléctricos y de suelo. Tenga en cuenta que su masa raíz permanece muy compacta, por lo que el tamaño del contenedor es un problema. Las plantas individuales se preparan colocándolas en macetas de 6" de perlita, fibra de coco o cubos de lana de roca envueltos de 4". Una cruz se corta en la cubierta de polietileno, teniendo cuidado de no cortar en el mate o plástico base. Los bordes se levantan para que la olla o el cubo se sienten en la estera. Las raíces de las plantas crecerán en el mate, pero las plantas necesitarán apoyo, ya que no pueden formar un sistema radicular vertical.

El crecimiento de la raíz no se ve afectado por esto: las raíces se extienden horizontalmente a través de la estera. Coloque los montantes alrededor del mate y estire una sección horizontal de malla ancha de malla de nylon entre los postes. Las plantas crecen a través de la red, que se puede elevar a medida que se desarrollan. Regar el mate a mano o de mangueras conectadas a un depósito. El sistema se automatiza fácilmente mediante una bomba de sumidero y un temporizador, pero se asegura de que la manguera de alimentación se desenfada verticalmente en un patio antes de desfasarse: esta pre-ventila el sifón una vez que la bomba se ha detenido. Es necesario calcular cuánto tiempo tarda la alimentación y ajustar el temporizador en consecuencia. El apareamiento debe estar saturado pero no inundado. Estas configuraciones necesitan alimentarse con agua sin nutrientes una vez cada 7o alimento. Recoja una muestra de esto en elárea de ed y pruebe su pH y EC. Su próxima comida se puede ajustar para compensar cualquier fluctuación.

Gravity Fed Systems

La solución nutritiva se puede colocar en un depósito a prueba de luz que luego se suspende y se baja manualmente para regar las plantas. La piscina necesita un pequeño orificio de respirador en la parte superior para permitir que la solución fluya adecuadamente. Una sección de manguera está conectada a la base de la mesa para permitir que la solución entre y salga del área de inundación, donde actúa de la misma manera que una mesa de inundación y drenaje. Al bajar el depósito debajo de la zona de inundación después de cada riego, la nueva solución se puede introducir de nuevo en la piscina a través del tubo de suministro. Las mesas de cultivo requieren inundaciones dos veces al día, lo que puede causar problemas a algunos cultivadores. Aún así, un sistema de goteo alternativo se puede construir y dejar durante varios días con una gestión adecuada. Es posible incorporar un sistema de goteo que funciona por alimentación por gravedad. Aún así, requiere un gran depósito para asegurarse de que tiene suficiente presión de agua para entregar los nutrientes uniformemente a cada planta.

El depósito para un sistema de goteo por gravedad se coloca permanentemente por encima de la altura de la mesa de cultivo. La escorrentía de la solución se recoge en un recipiente colocado debajo de un orificio de drenaje en la base de la mesa de cultivo y se vierte manualmente de nuevo en el depósito. Estos sistemas son fáciles de diseñar y construir usted mismo. Permiten al cultivador un grado de automatización y no requieren ninguna potencia para trabajar las bombas. Son especialmente adecuados para invernaderos e hidroponía al aire libre en áreas remotas.

Las configuraciones de gravedad se pueden utilizar para regar cultivos orgánicos, pero no debe saturar el medio de cultivo. No es aconsejable utilizar mesas automatizadas de inundación y drenaje para el cultivo orgánico. Aún así, la configuración de gravedad garantiza que solo se inunde cuando las plantas lo requieran. Por esta razón, los sistemas de gravedad están marcados:

Inundación y drenaje

También conocido como "Ebb and Flow", estas configuraciones son muy convincentes y producen consistentemente cultivos de alto rendimiento. Las plantas se cultivan en una mesa de bandeja impermeable con lados de 6". La mesa se para sobre un depósito lleno de nutrientes y está conectada por una manguera de 1/2" conectada a una fuente sumergible o bomba de sumidero. Las plantas están sobre la mesa en macetas llenas de perlita, lana dorada, guijarros de arcilla, fibra de coco, o puedes usar cubos de lana de roca envueltos de 4". Algunos cultivadores llenan la mesa en sí con guijarros de arcilla y plantan directamente en ella. Al menos dos veces durante el ciclo de día, la bomba sumergible se enciende mediante un temporizador programable. La bomba fuerza los nutrientes hasta la manguera y en la bandeja de crecimiento.

Las plantas se riega desde la base con el líquido forzando el aire rancio fuera de las ollas a medida que se eleva. Cuando la bomba se detiene, los nutrientes drenan de nuevo por la manguera bajo la fuerza de gravedad y en el depósito. Esta acción extrae aire fresco en las macetas a medida que la solución drena fuera del medio y asegura que las raíces de la planta estén bien aireadas. Se instala un desbordamiento para garantizar que la bandeja no se llene en exceso. La tabla debe estar nivelada para recibir la misma cantidad de nutrientes. Los nutrientes deben revisarse regularmente y ajustarse. Un calentador de acuario mantendrá la solución a 75 oF. Aunque a algunos cultivadores les gusta añadir una bomba de aire de la pecera para mantener la alimentación fresca y aireada, esto no es necesario ya que la respuesta se está moviendo regularmente.

Estos sistemas son fáciles de construir para el cultivador utilizando madera contrachapada, impermeabilizado con fibra de vidrio o polietileno. El depósito está hecho de tanques de almacenamiento de agua de plástico disponibles en las salidas de suministro de plomería. Alternativamente, estos sistemas de inundación y drenaje se pueden comprar prefabricados a proveedores hidropónicos. Es aconsejable cubrir las tapas de las bandejas con polietileno reflectante, a prueba de luz, asegurado a lo largo de los bordes. Corte en la cubierta para colocar sus plantas en la bandeja. Esto evita la evaporación, inhibe la formación de algas, y la superficie reflectante rebota la luz de vuelta a la parte inferior de las plantas.

Técnica de Película Nutritiva (NFT)

Este método de cultivo hidropónico implica la recirculación continua de nutrientes alrededor de las raíces de las plantas. Las plantas se cultivan en una bandeja suavemente inclinada que corre hacia el depósito. Una bomba en el depósito fuerza los nutrientes hasta la parte superior de la bandeja, donde corren de nuevo bajo la fuerza de la gravedad. El mate capilar asegura que los nutrientes se distribuyan uniformemente a las plantas. Las plantas pueden estar en cubos de lana de roca envueltos de 4" o macetas de 6" de perlita, lana dorada o fibra de coco. Cubra el mate capilar con polietileno a prueba de luz y corte las secciones para que las macetas o cubos de las plantas se sienten.

El depósito tiene una tapa extraíble que le permite probar y ajustar la solución según sea necesario. Un calentador de acuario mantiene la resolución a 75 oF, y el movimiento constante airea bien los nutrientes, por lo que no necesita una bomba de aire. Usted puede construir rápidamente este sistema, o uno se puede comprar ya hecho de su proveedor de hidroponía.

Cultura de lana de roca

Las losas de cultivo de lana de roca son ampliamente utilizadas en la horticultura comercial europea y son convenientes para el cultivo de plantas de cannabis. Las losas de 6" y 8" son las más adecuadas para el cultivo de cannabis. Grodan produce bandejas de plástico en las que encajan las mesas. Hacen un excelente sistema pasivo que se puede regar a mano en configuraciones más pequeñas. Las plantas se introducen en cubos de roca envueltos de 4" colocados en cortes hechos en la cubierta de plástico en la losa para permitir que las raíces crezcan a través de ella. Establecer las tablas en canales inclinados abiertos hace un excelente sistema activo de recirculación. Coloque la pista sobre un depósito para que los nutrientes puedan ser recogidos y reutilizados. Generalmente, los cultivos se cultivan en hileras de estos canales que se colocan sobre un soporte de madera elevada. La escoba de nutrientes se organiza en una sección de canalón de plástico en el techo, o enanas colocadas a través de la parte inferior de los canales y dirigen la solución de vuelta al depósito donde se puede recircular. La solución nutritiva se entrega a la base de cada planta con un sistema de goteo constante.

Riego por goteo

Estas configuraciones utilizan tubos de espagueti de diámetro pequeño que se ramifica de una manguera de alimentación más grande para entregar un flujo constante de nutrientes a la base de cada planta en el sistema. El flujo está regulado por emisores especiales de goteo que se ajustan al extremo del tubo y están disponibles de proveedores hortícolas y el tubo de espagueti. El tubo se apoya en una pequeña estaca de plástico colocada en el medio para garantizar que la solución de goteo se dirija a la base de la planta. Como alternativa a la instalación de costosas válvulas de control de goteo, puede doblar los últimos 1" de la tubería hacia atrás contra sí mismo y mantenerlo firmemente en su lugar utilizando alambre de jardín. Esto se puede ajustar para regular el flujo. Los sistemas de goteo se pueden cerrar. El nutriente se recoge de la esrentada y recirculada, o abierta, donde el alimento puede funcionar hasta el desperdicio. Los métodos disponibles no se recomiendan para los cultivadores, ya que son un desperdicio de recursos.

Proporcionar su solución nutritiva es monitoreado y ajustado regularmente; se puede recircular durante semanas. La perlita, lana dorada, fibra de coco o cubos de lana de roca son medios de cultivo adecuados para usar en sistemas de goteo. La configuración también se puede utilizar para regar cultivos orgánicos y es especialmente útil en el cultivo de invernadero. Usted puede tener un gran número de plantas para regar. Los goteros se pueden configurar para cumplir con los requisitos exactos de agua de las plantas. Cualquier alimentación que necesite llevar a cabo simplemente se añade al depósito, asegurando que cada planta reciba los nutrientes correctos.

Los fertilizantes se entregan lentamente durante un período más prolongado que el riego convencional, una forma más eficiente de entregar soluciones nutritivas a las plantas. Estos sistemas se pueden construir utilizando láminas de cubierta de plástico corrugado y de pie cada recipiente o cubo de la planta en ellos. Las láminas se mantienen en posición con un marco de madera simple y en ángulo hacia abajo para permitir que la solución drene. Una sección de canalones de techo o aleros se une a través de la parte inferior de la carrera para recoger los nutrientes utilizados y conducir al depósito o un drenaje. Las bombas sumergibles se utilizan para mover los nutrientes a través del sistema. Debido a su acción de flujo constante, la solución no necesita airear.

La Técnica del Canal Plástico

Esta configuración está construida sobre una superficie ligeramente inclinada hecha de madera contrachapada. El sistema necesita pararse aproximadamente a 3 pies del suelo en el extremo superior y menos en el extremo inferior para que la piscina de un niño pueda caber debajo y actuar como el depósito. Alternativamente, puede construir el sistema más alto y utilizar un tanque de agua. El embalse debe ser más ancho para atrapar la esloda. O bien, fije una sección de canalones o aleros que atraviesan y debajo para dirigir el flujo de vuelta al depósito. Una tira de 16" de polietileno grueso y a prueba de luz se coloca desde la parte superior de la madera contrachapada, corre hasta el fondo, centro muerto, y se deja voladizo ligeramente.

La parte superior de la tira se tacha en su lugar antes de que una tira de 4" de estera capilar se ejecute centralmente por toda la longitud. Las plantas de cannabis en cubos de lana de roca de 4" se colocan por la tira, dejando 12" entre los tallos. Una vez que haya llenado la tira, los dos bordes se doblan sobre el cubo en forma triangular y se fijan con grapas, clips de bulldog o clavijas de ropa.

Todo lo que deberías ver son las plantas que crecen desde los espacios dejados en el canal triangular. Este procedimiento se repite, dejando un pie entre los centros, hasta que la tabla esté llena. Una manguera se ejecuta desde el tanque y se ramifica para que cada carrera se alimenta. Una bomba sumergible se instala en la manguera, y luego los nutrientes se bombean hasta la parte superior de cada canal y se deja correr bajo la fuerza de gravedad. Asegúrese de que ha dejado suficiente de un voladizo en la base del medio para dirigir los nutrientes de vuelta al depósito. Cubra el resto de la piscina con polietileno para que actúe como tapa. Calentar la solución a 75 oF y dejarla alimentándola continuamente. La técnica de canal de plástico se utiliza en configuraciones más grandes y es una forma rentable de construir un sistema que se puede utilizar en interiores y exteriores. El sistema ayuda a mantener los niveles de humedad manejables en salas de cultivo. El calor de las lámparas no evapora fácilmente el nutriente.

Sistemas de tubos

Las tuberías de drenaje de plástico se pueden utilizar para construir sistemas hidropónicos activos eficaces. Los tubos de seis pulgadas se cortan a la longitud deseada, por lo general dos yardas, y se colocan sobre un marco de madera construido para apoyarlos. La estructura se inclina suavemente y tiene cortes semicirculares para acomodar la base del tubo. Es habitual tener cuatro tubos sentados uno al lado del otro en el marco, pero se pueden construir configuraciones más grandes. Los extremos de los cuatro tubos están sellados con tapas de goma del proveedor del edificio para comprar el tubo de plástico.

Las tuberías necesitan una serie de agujeros circulares, de 8" a 12" de separación, cortados en una línea recta a lo largo de la parte superior. Utilice un taladro eléctrico equipado con una broca de corte particular y haga que los agujeros lo suficientemente grandes como para una olla de red de 3" se sienten en ellos, apoyados por su labio superior. Un depósito está instalado debajo del marco. Cada tubería está conectada a una manguera de alimentación de 1/2" que se coloca en un orificio hecho específicamente en la parte superior del extremo de alta distancia de la tubería. La manguera del alimentador se ramifica de una bomba de fuente sumergible, y un drenaje está conectado a la parte inferior de la línea que fluye de vuelta al depósito. Las macetas están llenas de guijarros de arcilla y las plantas insertadas. La parte superior de la piscina está cubierta con papel de aluminio para sellarla con luz, y se inicia el sistema.

Las raíces de las plantas se alimentan continuamente con una solución de nutrientes oxigenados que se mueve rápidamente y crecerán hasta el tubo. Excelentes resultados son posibles con este sistema. Como alternativa, puede construir un sistema de tuberías de PVC a partir de botellas de bebidas de plástico invertidas, pintadas de blanco con las bases cortadas para que se puedan fijar en acopladores en tuberías de residuos de plomería de plástico de 2". Una bola enrollada a partir de material de red duradero se coloca en cada comando para actuar como un filtro de partículas. Las plantas se colocan en las botellas invertidas en cubos de lana de roca o un medio inerte. Se utiliza un sistema de goteo para alimentar cada planta. La escoba se recoge a través de las tuberías conectadas y se mantiene en un depósito para la recirculación. Este sistema es particularmente bueno para mantener la humedad en su sala de cultivo, y la tubería de desecho y los acoplamientos se pueden comprar barato en las tiendas "hazlo tú mismo".

Sistemas multinivel

Puede maximizar el espacio dentro de su área de cultivo cultivando el cultivo en estantes establecidos en diferentes niveles. Este sistema funciona particularmente bien para configuraciones de armario utilizando fluorescentes. Aún así, estas luces tienen una alta relación calor-luz, y los sistemas de gabinetes necesitan un monitoreo cuidadoso para asegurarse de queno se produzcan problemas de retamiento.

Las plantas se mantienen cortas y tupidas por poda regular, y el CO_2 se suministra ya sea por respiraderos, fermentación o botellas de gas.

Perforar los estantes en configuraciones de gabinetes con una serie de agujeros hechos con una broca ". Si el sistema está abierto y no utiliza CO_2, coloque la ventilación de salida en el techo del armario y la salida de admisión de la base. Esto garantiza que el aire fresco se configura a través de la configuración. Se puede añadir un pequeño ventilador de escritorio para facilitar el movimiento del aire. Los sistemas cerrados no requieren ventilación, que es una de las formas más eficaces de utilizar CO_2 embotellado.⅜

Las superficies del armario están forradas con un material re-reflectante para garantizar una distribución adecuada de la luz, especialmente cuando se utilizan medias lunas. Una alternativa al uso de un armario o espacio cerrado es construir un conjunto independiente de estantes y luego retenerlos en láminas reflectantes de luz. Para crear acceso en la parte delantera, tenga una solapa que se puede enrollar y asegurar con Velcro.

131

Los sistemas de estanterías se pueden construir en una pared, donde el espacio es de primera calidad. El método estándar es hacer una disposición de tres estanterías que le permite cultivar una configuración mini Sea Of Green (SOG). Un estante se utiliza para clones y mini-madres, el siguiente estante se utiliza para la etapa vegetativa de dos semanas, y el tercero se utiliza para la floración. Los marcos deben ser a prueba de luz y cerrados, por lo que termina con un arreglo de armario. Aún así, puede usar polietileno a prueba de luz en lugar de madera. Velcro los bordes hacia abajo y asegurar un sello hermético que se puede abrir y volver a sellar fácilmente.

Micro Sistemas

Los microsistemas funcionan con lámparas de 100 vatios o menos. Estos sistemas son ideales para el cultivador aficionado, y si mantiene sus niveles de luz a 100 vatios por pie cuadrado, puede esperar rendimientos de más de 1 onza (por pie cuadrado). Las lámparas PEQUEÑAS HPS son ideales para micro y mini sistemas, ya que proporcionan la mayor producción por vatio de electricidad consumida. Los fluorescentes y la MH no son tan eficientes, y la acumulación de calor puede ser un problema al usarlos. Para optimizar los rendimientos en estas pequeñas configuraciones, necesita tener sus plantas recortadas (ver poda) y bien dentro de la gama productiva de su lámpara (esta es una esfera de alrededor de 20" para un HPS de 250 vatios, cayendo a aproximadamente 10" para un HPS de 100 vatios). Es una intensidad lumínica que nos interesa. Extrañamente, dos luces con el mismo vataje total que una sola lámpara suministrarán menos energía.

Esto vale la pena señalar si tiene la intención de desmontar las luces de seguridad HPS para su uso en su sistema. Los microsistemas se utilizan generalmente para aumentar un pequeño número de clones podados en un espacio cerrado. Un microsistema diseñado para albergar una sola hembra se puede construir mediante la construcción de un gabinete de madera contrachapada con un área de cultivo cuadrada de 12 pulgadas forrada con Mylar o papel de aluminio. La altura real de la zona de la granja debe incluir la profundidad de su maceta o cubo de lana de roca, dependiendo del método de cultivo elegido. Además, tener el centro de su lámpara en lo que se convertirá en el área de la carcasa de luz. Esta área está hecha a medida para adaptarse a su lámpara.

(Altura de la caja 12" + altura de la olla / cubo + carcasa de la luz)

La unidad está iluminada por un pequeño HPS de 70 vatios que está adaptado de una luz de seguridad de jardín. Para evitar la acumulación de calor en el área de cultivo del gabinete, la luz se coloca sobre una hoja de vidrio que descansa sobre los murciélagos asegurados dentro de la caja. El área por encima del espejo está cerrada y equipada con un ventilador extractor de luz- a prueba mediante la fijación de una sección de conducto doblado dos veces a través de 90o. Esto evita la contaminación de la luz. Los ventiladores se pueden adaptar desde extractores de baño o incluso piezas de automóviles antiguos que se pueden ejecutar en transformadores.

Algunos micro cultivadores conectan el extractor de calor de la lámpara con un respiradero en la propia zona decultivo. Ucantar suplementos de CO_2, Esto tiene que ser controlado cuidadosamente, o perder el gas.

Los microsistemas se dejan mejor como sistemas cerrados a los que se puede administrar CO_2 adicional a través de la fermentación en el área de cultivo o los cilindros de gas que alimentan el área a través de una pequeña tubería.

El cilindro durará varios meses ya que sólo necesita liberar pequeñas cantidades de gas CO_2 en la cámara de crecimiento. Si está cultivando hidropónicamente, debe instalar un sistema de mecha pasiva alimentado por un pequeño reservorio debajo del gabinete de cultivo. Se perforan pequeños agujeros en el suelo del gabinete para permitir que las mechas pasen a la solución nutritiva. Es posible construir un sistema activo en un gabinete de micro crecimiento. Todavía está mejor usando una configuración de goteo, ya que los sistemas de inundación elevarán la humedad del área de crecimiento a niveles inaceptables. Por lo general, a las plantas sólo se les da un ciclo vegetativo de dos semanas antes de la floración para asegurar el poco desarrollo del brote lateral. Si desea proporcionar a la planta un período vegetativo más prolongado, tendrá que podarlo para mantenerla corta y tupida.

Mini Sistemas

Los sistemas se conocen como mini cuando utilizan lámparas de entre 100 y 270 vatios. Un mini-curso se puede construir de la misma manera que un gabinete de micro crecimiento. Se aplican los mismos principios, solo se instala una lámpara más robusta. El área de producción se hace más grande para aprovechar los lúmenes adicionales disponibles. Un área de crecimiento cuadrada de 2 pies puede contener dos clones femeninos usando un HPS de 250 vatios alojado sobre una pantalla de vidrio: mini configuraciones de planta a una densidad de una planta por pie cuadrado. La alternativa a la configuración del gabinete de cultivo es utilizar el método Screen of Green (SCROG). Las configuraciones SCROG más grandes se tratan más adelante en el libro, y los mismos principios se aplican a los mini SCROG. Una pantalla de alambre de pollo se estira entre la lámpara y las copas de las flores, se cultiva hasta ella, y luego se dobla a través de 90o y se entrena horizontalmente debajo de ella. Usted planta con la misma densidad, pero puede esperar producir alrededor de 2 onzas más por planta, ya que los cogollos se cultivan en condiciones óptimas de luz bajo el alambre.

****

Capítulo 10: Cultivo compacto

Ser autosuficiente en cannabis con un cultivo compacto requiere poco espacio. No hará ninguna demanda notable en su factura de electricidad doméstica, a diferencia de los jardines más extensos, que requerirán más luz y equipos eléctricos. Un cultivador aficionado puede producir un suministro regular desde cualquier armario pequeño o espacio de cultivo hecho específicamente con poco esfuerzo. Sólo requiere el conocimiento de algunos principios fundamentales necesarios para un cultivo compacto exitoso. Una vez que haya evaluado sus necesidades, puede determinar el tamaño del producto que desea cultivar; por ejemplo, los fumadores que están usando alrededor de un cuarto de onza de cogollos de cannabis por semana querrán cosechar alrededor de una onza al mes.

Esto requeriría al menos una planta, devolviendo 1 onza de cogollos, para ser cosechado cada mes en rotación. Las plantas de cannabis tardan ocho semanas en madurar. Al escalonar las zonas de cosecha y recortar una hembra cada cuatro semanas, garantizará un suministro continuo y mensual de cogollos. Dividir la zona de floración por la mitad y cosechar un área cada cuatro semanas lo logrará rápidamente. El área de floración es alimentada por un área de cultivo más pequeña que contiene sus madres bonsái, plantas jóvenes y clones. Estas áreas requerirán al menos 50 vatios por pie cuadrado de iluminación. Esto se suministra mejor utilizando lámparas de seguridad convertidas o lámparas de cultivo HID de baja potencia compradas a su proveedor de hidroponía. Las luces industriales de segunda mano "Lowbay" se pueden comprar en línea utilizando eBay u otros sitios de subastas por una fracción del costo de las lámparas hortícolas y se adaptan fácilmente a su espacio.

La mayoría de los cultivadores retiran el lastre fuera del espacio de cultivo y ventilan el área con un ventilador potente y silencioso. Los ventiladores de ardilla o centrífugo son igualmente efectivos. Las lámparas fluorescentes también se pueden utilizar en crecimientos compactos, pero tenga en cuenta que pueden producir más calor que las lámparas de descarga de alta intensidad. Las lámparas refrigeradas por aire y las lámparas de "tubo frío" son beneficiosas en el crecimiento compacto. Las lámparas de tubo frío tienen una bombilla HID contenida dentro de un cilindro de vidrio que está conectado a conductos. Las luces refrigeradas por aire utilizan un reflector cerrado. El aire se extrae a través de los conductos utilizando un ventilador en línea y elimina el calor directamente de la fuente, dejando el vidrio casi fresco al tacto.

Esto es útil en el crecimiento del tipo de gabinete. Permite que las plantas estén mucho más cerca de la bombilla, lo que le permite cultivar plantas más grandes en menos espacio. Usted puede hacer un tubo fresco usted mismo utilizando un tubo Pyrex de vidrio cilíndrico. Estos solían ser fabricados en los Estados Unidos para hacer pan y a veces están disponibles en línea en los sitios de subastas. También puede improvisar un tubo de vidrio quitando la base de un jarrón de flor de vidrio cilíndrico; esto debe hacerse cuidadosamente usando un cortador de baldosas con cuchillas de diamante. Estos están disponibles en las tiendas de azulejos y tienen un disco giratorio refrigerado por agua que cortará el vidrio. Asegúrese de usar protección para los ojos y guantes si prueba esto, ya que el vidrio puede romperse. He visto estos tubos caseros en funcionamiento. Son muy eficientes y parecen manejar el calor sin ningún problema.

Armarios de sigilo

La elección del espacio dependerá de su situación. Un armario o un espacio de almacenamiento debajo de las escaleras se pueden adaptar fácilmente para adaptarse a un cultivo compacto. Los cultivadores también pueden construir gabinetes hechos específicamente que están diseñados para manejar sus necesidades. Los armarios de sigilo se pueden construir para parecer piezas inocentes de muebles. Es relativamente sencillo convertir una antigua cómoda o un mueble de cabecera en un espacio de cultivo sigiloso, siempre que siga las pautas para mantener un entorno de cultivo óptimo. Al diseñar y construir gabinetes de sigilo, los cultivadores compactos están limitados sólo por su imaginación. Una vieja nevera en el garaje o sótano puede hacer un excelente armario de sigilo, con capacidad para una pequeña zona vegetativa en el antiguo compartimento del congelador. Por el contrario, el sitio de floración ocupa un espacio más grande. Puede cortar la ventilación en la parte posterior de la unidad de nevera y ocultar la ventilación.

Uno de los gabinetes de sigilo más convincentes que he visto fue hecho de un congelador de nevera convertido establecido muy discretamente en la esquina del garaje de un cultivador. Mantener un ambiente óptimo en un armario de sigilo no es difícil; la principal preocupación del cultivador es asegurar que el área no se sobrecaliente. Esto se logra mejor mediante el uso de ventiladores extractores de buena calidad. Muchos cultivadores compactos le dirán que estos son más importantes que las lámparas. La falla de la lámpara en una situación de crecimiento compacto se traduce en rendimientos reducidos. Aún así, la falla del ventilador del extractor puede ser un grave peligro de incendio. Todos los cultivadores compactos tienen como objetivo mantener las plantas cortadas y pequeñas. Esto resultará en un rendimiento reducido. Sin embargo, una onza por planta es fácilmente alcanzable a partir de su cosecha de bonsái. Se mantiene un entorno de cultivo óptimo, y muchos cultivadores pueden producir mucho más que esto.

Plantas de bonsái

El bonsái es el arte de cultivar y mantener árboles en miniatura; esto también puede incluir perennes de madera dura; sin embargo, el cannabis es un año de madera suave. Las plantas de cannabis no son verdaderos bonsáis en el sentido japonés de la palabra, ya que sólo viven durante una temporada, pero esto no significa que no sea posible para las plantas de cannabis bonsai. Las plantas madre son candidatas ideales para el tratamiento de bonsáis, ya que siempre se mantienen en estado vegetativo. Esta técnica permite a los cultivadores mantener una selección de diferentes variedades en un pequeño espacio. Un gabinete pequeño puede acomodar fácilmente de cuatro a seis cepas diferentes, por lo que los cultivadores de hobby pueden rotar cada uno a su vez y disfrutar de la otra variedad cada mes si lo desea. Las plantas madre mantenidas en un estado vegetativo constante desarrollarán troncos gruesos, como ramas. Con la poda regular y el recorte del follaje, permanecerán cortos y tupidos. Una madre bonsái puede producir de 10 a 20 esquejes cada 14 días bajo una lámpara HID o 20 días bajo una luz fluorescente. Usted puede mantener una planta madre en este estado de bonsái durante años, sólo reemplazándola si muestra una pérdida de vigor.

Una vez que haya elegido una planta madre sana y robusta de sus esquejes, debe permitir que crezca y desarrolle ramas antes de recortarla de nuevo a 4 brotes laterales. A medida que este lado dispara entonces crecer y extenderse, tienen que formar un tipo de copa abierta de forma; a continuación, se eliminan los nuevos nodos que crecen en la forma de la copa central. Cuando los brotes principales alcanzan alrededor de 6", a continuación, se pueden utilizar como su primer conjunto de esquejes. Asegúrese de recortar justo encima del primer nodo hoja de nuevo crecimiento cuando los corte de nuevo para permitir que la planta madre produzca más brotes. Ayudaría si tomara esquejes de sus plantas madre de bonsáis cada dos semanas, independientemente de si necesita los esquejes. Esto mantiene las plantas cortas y manejables. Otra parte esencial de la técnica del bonsái consiste en el recorte de raíces. Dos veces al año, la madre bonsái es removida de su maceta, y el rootball y 1" de compost y raíz de maceta se corta de los cuatro lados y la base. La mejor manera de hacerlo es usando un viejo cuchillo de pan aserrado. La planta se coloca de nuevo en la olla, y se añade compost fresco para llenar los bordes recortados. Este nuevo compost se reafirma en el uso de los dedos; los bancos cuadrados son más fáciles de trabajar, ya que tienes una ventaja definida y los macetas redondas son más difíciles de recortar cuando se enrarra en la poda.

No hay ningún requisito para recortar el rootball de sus plantas con flores; las hojas y ramas sólo se cortan y se podan durante el crecimiento vegetativo para mantener una pequeña forma compacta que no sofocará el área de floración. Si es necesario, se pueden recortar aún más después de dos semanas en el armario de flores, pero esto no siempre es necesario y puede reducir los rendimientos. Cualquier hoja de ventilador grande se retira para fomentar el crecimiento lateral. La sección de floración de tu guardarropa o caja de sigilo crece idealmente adecuada para algunas otras técnicas descritas en este libro. Si bien es mucho mejor cultivar madres bonsái orgánicamente, todavía se pueden utilizar métodos hidropónicos, siempre que siempre se puede recortar el rootball. Esto es complicado usando Rockwool, pero otros medios como la perlita son ideales. El área de floración puede incorporar fácilmente una configuración hidropónica. Muchos cultivadores de gabinetes utilizan la técnica Screen of Green, que permite un uso óptimo del dosel de luz. Puede construir pequeños sistemas de burbujas para encajar en el espacio de cultivo; muchos cultivadores utilizan envases de plástico para alimentos. Estos funcionan bien en armarios de sigilo. La suplementación adicional de dióxido de carbono se puede diseñar a través de cilindros. Puede utilizar cualquiera de las técnicas alternativas descritas anteriormente en este libro.

Lowryder es una excelente planta autofloreciente de High Bred Seeds de The Joint Doctor. Esta planta es fácil de cultivar y produce toneladas de cogollos en un espacio mínimo. Ideal para el cultivo compacto.

****

Capítulo 11: Cultivo de echniques

Mar Holandés de Verde

Sea of Green (SOG) es una de las técnicas más eficaces para la producción regular de cultivos de cannabis. Usando este método, es posible cosechar una cosecha de marihuana sinsemilla cada dos semanas. Hay una reducción en el rendimiento de cada planta, pero los números han crecido más que compensar. Esta técnica consiste en rotar el cultivo, escalonando cada nueva sesión de clonación por dos semanas. La sección de floración se divide en cuatro áreas de cultivo y se alimenta en rotaciones de dos semanas con clones frescos. Esto le permite recortar cada dos semanas indefinidamente. El método SOG es utilizado por muchos cultivadores comerciales, pero es igualmente adecuado para configuraciones más pequeñas. Los sistemas de estanterías que utilizan SOG son muy útiles para suministrar al cultivador aficionado un rendimiento regular de flores. Los estantes separados se utilizan para cada etapa de la rotación con cuatro marcos de floración, utilizando sus lámparas establecidas en ciclos de 12 horas, o un bastidor dividido en cuatro áreas.

Al jardinear con el método SOG, tenga en cuenta que la configuración requiere que tenga un gran número de plantas en la rotación. Esto puede causarle problemas si las autoridades descubren el cultivo. Basarán las multas o sentencias de prisión en el valor potencial de su producto, y usted se sorprenderá por el valor monetario que la policía le dará a su configuración, asegurándose de que usted reciba la máxima sentencia posible. En mi último caso, las autoridades ni siquiera encontraron plantas en el almacén, sólo 38 × lámparas HPS de 1.000 vatios y pruebas de que el cultivo había tenido lugar. El informe de su científico forense le dio a la configuración un valor de más de 2 millones de dólares.

La fábrica 'en vivo' que 'descubrieron' era, de hecho, una propiedad que había comprado para renovar y consistía en una bandeja de esquejes bajo un MH de 125 vatios. Confiscó la casa. Las plantas DE SOG florecen después de dos semanas de crecimiento vegetativo, en macetas o cubos espaciados a 6" entre tallos. De ello se deduce que el recipiente de tamaño óptimo es una olla cuadrada de 6". Las plantas están en macetas de compost para cultivadores orgánicos o en perlita, lana dorada, fibra de coco o cubos de lana de roca para alimentación hidropónica. El primer paso para la producción de SOG es establecer sus espacios en crecimiento. Para esta técnica, necesitará dos salas de cultivo separadas.

R. Esta sala de cultivo será en un mínimo de 18 horas de luz diurna y albergar las plantas madre, los esquejes, y las plantas en crecimiento vegetativo. Necesitará dos lámparas HPS y una configuración fluorescente para los esquejes.

B. Esta sala de cultivo estará en un estricto ciclo de 12 horas día /noche y será la sala de floración. Albergará cuatro cultivos en todo momento, pero estos estarán en la rotación. Los cultivos ocupan las cuatro esquinas de la habitación y necesitan cuatro lámparas HPS separadas.

Se necesitarán un total de seis lámparas HPS, además de fluorescentes para la mesa de clonación. A modo de ejemplo, asumiremos que el cultivador quiere cosechar alrededor de nueve onzas de cannabis cada dos semanas. Usando este método, el promedio porplanta está entre 1/2 onza de cogollos correctamente curados, por lo que esto requeriría que ⅓aproximadamente 20 plantas se cosechan cada dos semanas.

Sala A

Prepara esta habitación primero. Hemos elegido utilizar lámparas HPS de 600w con una pequeña mesa fluorescente para nuestros esquejes en el ejemplo. Aún así, la iluminación que elija dependerá del tamaño de su cultivo. Cuatro hembras maduras son necesarias como madres para proporcionarnos 20 esquejes cada dos semanas. Estas hembras son las primeras en ser instaladas en macetas que contienen el medio elegido y se colocan bajo la primera luz de sodio. Después de dos semanas, se toma el primer conjunto de esquejes. Tomamos 25 para permitir que cualquiera que no golpee. Los esquejes se colocan debajo de las luces fluorescentes y tardarán dos semanas en desarrollar raíces.

Tomamos 25 esquejes más para reemplazar los 25 originales que hemos arraigado bajo los fluorescentes dos semanas más tarde. Veinte de los esquejes recién arraigados que estaban debajo de los fluorescentes se colocan en macetas cuadradas de 6" que contienen su medio y se mueven debajo de la segunda lámpara de sodio que se ha configurado en la zona de prefloración. Los bancos están uno al lado del otro a 6" entre tallos. Dos semanas más tarde, tomamos otros 25 esquejes, y reemplazan a los 25 que han arraigado. Veinte de los esquejes recién arraigados se colocan en macetas de 6" y se colocan en la zona de prefloración. Los veinte del sitio prefloreciente se trasladan a la Sala B para su floración.

Sala B

Esta habitación está configurada con las cuatro lámparas de sodio restantes, colocadas en cuatro áreas de floración separadas. Las primeras veinte plantas están ahora en el área uno bajo la primera lámpara. Mientras tanto, de vuelta en la Sala A, estamos tomando 25 esquejes a la vez en un ciclo de 2 semanas para reemplazar aquellos que han arraigado y macetando 20 de ellos en macetas de 6" y colocándolos en la zona de pre-floración. Después de dos semanas, otros veinte del sitio de pre-floración se trasladan a la sala B para la floración bajo la segunda lámpara. Después de otras dos semanas, veinte más del sitio de pre-floración se trasladan a la sala B para florecer bajo la tercera lámpara. Finalmente, otros veinte de la zona prefloreciente se trasladan a la Sala B para florecer bajo la cuarta lámpara después de otras dos semanas. El cannabis tarda ocho semanas en madurar una vez que se ha colocado en la floración, por lo que dos semanas más tarde, podemos cosechar las plantas de la primera cosecha de floración, bajo la lámpara uno. Ese espacio se puede llenar con la próxima generación.

Esta configuración puede continuar indefinidamente, lo que le da un recorte cada dos semanas. Las madres necesitarán ser reemplazadas, así que siempre es una buena idea tener algunos extras en la Sala A. Esta técnica funciona tanto orgánicamente como hidropónicamente. Es posible construir cualquiera de los sistemas activos en la rotación. Para la mayoría de las personas, una configuración basada en suelos y bandejas es adecuada, con el riego que se lleva a cabo a mano. No hay límite en el tamaño de esta operación, ya que se pueden agregar luces adicionales. Aquellos que están creciendo cantidades más pequeñas simplemente pueden reducir la escala y utilizar lámparas o fluorescentes más pequeños.

La pantalla de Verde (SCROG)

Tocamos la técnica Screen of Green (SCROG) en la sección de mini/micro cultivo. Aquí se trata con más profundidad, pero los principios son los mismos. La pantalla verde de Green no es un método de cultivo intensivo como el método SOG, pero produce excelentes rendimientos y requiere menos plantas en su sala de cultivo. Este es sin duda un factor a tener en cuenta a la hora de planificar cualquier cultivo. Afectará directamente a su castigo en caso de que las plantas sean descubiertas. El período de crecimiento vegetativo es de dos semanas más cuando se utiliza SCROG, pero se puede esperar rendimientos de hasta 3 onzas por planta a una densidad de 1 planta por pie cuadrado.

Una pantalla de alambre de pollo se suspende 12" por encima del medio de plantación elegido y se apoya con cadenas rotas desde el techo o postes alrededor de la mesa de cultivo. Los postes son la primera opción de la mayoría de los cultivadores al construir estos sistemas, ya que las cadenas tienen que fijarse al suelo para detener cualquier movimiento. Una lámpara HPS de 600w cubrirá 12 pies cuadrados y producirá un crecimiento rápido. De ello se deduce que el ancho óptimo de la pantalla será ligeramente superior a 3 pies con estas lámparas. El uso de SCROG le permite cultivar nueve clones por yarda cuadrada.

Esta área producirá más de una libra y media de cogollos secos, lo que compensa con creces cualquier tiempo adicional invertido en la etapa vegetativa. Para utilizar SCROG comercialmente usando HPS de 1.000w, que idealmente cubrirá 20 pies cuadrados, primero prepara un crecimiento largo ligeramente más de 4 pies de ancho y suspende sus lámparas centralmente en rieles ligeros. Los rieles ligeros deben estar espaciados, desde el final de uno hasta el comienzo de la siguiente, ligeramente más de 4 pies de distancia. La longitud de la ejecución de SCROG determina el número que suspende. Una vez que haya instalado las luminarias, puede configurar la pantalla SCROG, que debe montarse de forma segura. El mejor método de montaje depende de su ubicación de crecimiento. La mayoría de los cultivadores construyen una mesa de inundación y drenaje con postes alrededor del borde. El alambre de pollo se suspende horizontalmente entre los postes.

El marco debe estar 12o por encima de la parte superior de sus ollas o cubos. Es posible construir una ejecución SCROG que se base en el suelo utilizando CFS como se describe en el capítulo hidroponía.

Las plantas se fijan a la parte inferior del alambre a medida que se desarrollan y están bien apoyadas por la pantalla, pero puede ser incómodo agacharse para atender las plantas. Tanto los métodos de cultivo hidropónicos como los orgánicos pueden incorporarse a la carrera SCROG. Coloque sus clones en la carrera SCROG dejando aproximadamente 12" entre tallos y trabajando su camino hacia abajo de la mesa. A continuación, ir a las plantas para crecer como se esperaba con las mismas condiciones ambientales que se recomienda para cualquier otro sistema. Entre tres y cuatro semanas después de ser colocado en la ejecución SCROG, las puntas de la planta comenzarán a romperse a través de la pantalla de malla de alambre. Permita que crezcan a través de alrededor de 1 " y luego tire de ellos hacia atrás a través de la pantalla y los coloque debajo, manteniéndolos en posición con lazos de alambre sueltos. La etapa de floración ahora se puede iniciar. Dar a las plantas 12 horas de oscuridad ininterrumpida cada ciclo nocturno. Entrena las tapas de las flores para llenar toda la pantalla a medida que crecen, y sostenlas libremente con corbatas. Esto no afecta el crecimiento, que puede ser más de 1" al día si tienes condiciones ambientales óptimas, así que atiende a las plantas regularmente en esta etapa. Cualquier crecimiento de la hoja que oscurezca los cogollos o que venga a través de la pantalla se recorta con fuerza, junto con todo el follaje y el crecimiento del brote entre el medio de crecimiento y los cogollos cableados debajo de la pantalla.

Esta área recibe poca luz, y el follaje morirá de nuevo, causando posibles infecciones fúngicas. Todo lo que debes ver debajo de la pantalla son tallos que se elevan a un dosel de gruesos cogollos en condiciones óptimas de luz. Si tiene problemas para entrenar las ramas de la planta, engarzarlas ligeramente doblando. La planta se recuperará rápidamente de engarzado y continuará creciendo sin efectos adversos. Es posible que deba atar el centro de la pantalla mientras las plantas empujan hacia arriba contra ella y la doblan hacia las luces. Utilice un cordón de nylon que se puede fijar a la mesa o utilizar una técnica de cultivo alternativa como CFS, y puede atar los pesos al final del hilo. Una vez que el crecimiento se ralentiza, se tiene poco mantenimiento para llevar a cabo en la pantalla. Siempre y cuando los factores ambientales estén funcionando en niveles óptimos, estarás listo para cosechar unas ocho semanas después de inducir el período de floración.

La mayoría de los cultivadores tratan de utilizar todos los lúmenes que pueden desde sus lámparas, lo que tiene sentido económico. Mediante la creación de pantallas verticales de alambre de pollo alrededor de los lados de la mesa de crecimiento, además de la horizontal, las plantas se pueden entrenar hacia arriba y alrededor del borde. Esto crea una caja de follaje alrededor de sus luces que es notable para ver, pero es más adecuado para el cultivador hobby. Puede cultivar una caja verde con un accesorio de luz de seguridad HPS de 70w; sin embargo, los lados tienden a ser dispersos y delgados. Un mini sistema que utiliza una lámpara HPS de 250w es más eficaz debido a la salida adicional de lúmenes. Los cultivadores de microsistemas son mejores utilizando un SCROG horizontal con una pantalla reflectante que reemplaza el cable vertical. Si está creciendo comercialmente, puede llevar mucho tiempo construir cajas verdes alrededor de sus mesas, pero es posible que desee probarlo.

Alternativamente, reemplace el cable vertical con una pantalla reflectante. Hay mucha luz disponible en el HPS de 1.000w, y se distribuye uniformemente por los rieles ligeros. Incluso en configuraciones más pequeñas que utilizan lámparas de 400w y 600w, todavía hay lúmenes que se desperdician. La alternativa a SCROG de pantalla plana es entrenar las plantas verticalmente en el exterior de las pantallas de alambre. Retire la lámpara de su reflector y suspenda verticalmente, como una bombilla de una rosa de techo, y coloque las pantallas en forma de caja a su alrededor. Mantenga la bombilla central y 8" desde el borde con lámparas más grandes, y alrededor de 4" en mini y microsistemas. Necesitará un punto de acceso en la parte delantera para el mantenimiento. Coloque las plantas en el medio de cultivo elegido, alrededor del borde exterior de cada pantalla, y entrenarlas por los lados. Coloque dos plantas por pantalla con lámparas HPS de 600w.

Una alternativa a la disposición de la caja es el tubo de verde. Las plantas se cultivan fuera de una línea de alambre con la lámpara colgada verticalmente en el centro. Esto funciona bien en microsistemas. Todos los métodos de cultivo SCROG se pueden incorporar a un sistema de rotación similar al SOG. Las pantallas SCROG están en la sección de floración, y el área se divide para escalonar la cosecha. Estas pantallas se rellenan en rotación desde la habitación de una madre cercana. La etapa vegetativa toma más tiempo, por lo que no se puede recortar cada dos semanas como se puede con el método SOG; sin embargo, esto no es una preocupación para la mayoría de los productores, ya que el rendimiento por planta es más que compensado por él. SCROG es una excelente técnica para el cultivo en interior. Asegura que usted proporciona niveles de luz óptimos a las tapas de las flores en todo momento.

Esta es una gran ventaja en configuraciones mini o micro más pequeñas. Para la agricultura comercial, asegura un cultivo uniforme y predecible.

Plantas de alto rendimiento

Las técnicas de alto rendimiento requieren que usted crezca plantas individualmente o en pequeñas cantidades. Las mejores plantas de

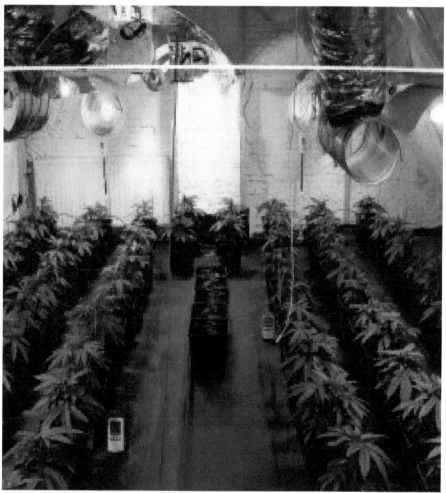

producción tienden a aumentar hidropónicamente, y muchos cultivadores utilizan NFT. Aún así, es posible obtener buenos resultados utilizando compost de maceta mejorado con promotores de crecimiento. También puede utilizar estrógeno para aumentar el crecimiento de la planta si lo desea, pero no es necesario para buenos resultados. Las plantas destinadas a la producción de alto rendimiento se cultivan en niveles de luz muy altos con una a cuatro plantas bajo un sodio de 1.000w en un reflector refrigerado por aire, lo que permite que las plantas estén muy cerca de la lámpara. Una tienda reflectante está construida a partir de bastas de bambú atadas entre sí y cubiertas con láminas reflectantes. Se puede utilizar un tendedero de lavandería. La carpa reflectante rodea las plantas y la lámpara, asegurando que no se desperdició la luz. Las plantas pueden establecerse y desarrollar un tallo fuerte antes de que sean defoliadas. Todas las hojas son despojadas hacia atrás, dejando sólo las ramas. Las plantas se recortan regularmente de hojas grandes hasta la floración: las hojas comenzarán a crecer deformadas, pero esto es normal.

Una vez que las plantas alcanzan una altura de alrededor de 16", el ciclo de luz se cambia a 12 horas, y la planta se induce a florecer. La fase de floración tardará aproximadamente 50 días. La defoliación continua y severa produce lo que se conoce como plantas poliploides: mutaciones. La poliploidía es bien conocida en el mundo de las plantas, y las modificaciones pueden tomar muchas formas. Lo que es de interés para el productor de cannabis es que estas mutaciones pueden producir rendimientos anormalmente altos. Sin embargo, no hay aumento en la potencia o el contenido de THC.

La poliploidía se puede inducir químicamente en plantas de marihuana con colchicina, que se encuentra en las plantas de azafrán y se extrae de los bulbos machacándolos. Diluir el jugo con la misma cantidad de agua tibia y añadir unas gotas de agente humectante no iónico. Pintar esta solución en las puntas de crecimiento cuatro veces al día durante tres días; la planta comenzará a producir hojas anormales que son deformes e irregulares. Aunque la colchicina se ha extraído de una planta, es venenosa y debe ser manipulada cuidadosamente.

Secundaria en ciernes

Las plantas de cannabis cultivadas bajo luz artificial florecerán cuando la longitud de la luz del día se reduzca de 18 más horas a 12 horas. Los cogollos comienzan a aparecer junto con las puntas crecientes de las hembras, a medida que las flores comienzan a formarse.

Después de cinco semanas, mientras que los cogollos todavía son inmaduros pero desarrollados, la floración secundaria se induce cambiando la duración del día a 24 horas de luz diurna permanente.

Esto obliga a las plantas a volver a la fase de crecimiento vegetativo, y las puntas de cultivo fresco brotan de los cogollos recién formados. Las flores que ya estaban empezando seguirán creciendo, lo que tiene el efecto de alargar la zona que está produciendo el cogollo. La planta se cultiva durante cuatro semanas más antes de cambiar el ciclo de luz de nuevo a 12 horas de oscuridad ininterrumpida para inducir la floración una vez más. El tiempo adicional necesario para florecer el cultivo secundario de la yema se compensa con un aumento del 25% en el rendimiento.

Poda

Las plantas de cannabis, cuando se dejan solas, alcanzarán alturas superiores a 15 pies. Esto no es práctico para el cultivo en interior, por lo que las plantas se mantienen cortas y tupidas por la poda. Las puntas de cultivo se pellizcan de las plantas jóvenes después de haber desarrollado su cuarto conjunto de hojas. Cuanto más se recorta, más lento crece la planta, pero esto mantiene la longitud internodal corta y hace que la planta produzca dos nuevas puntas de crecimiento a cada lado de la lesión.

Esto es deseable para el cultivador. Significa que la planta producirá ramas o 'plomos' adicionales. Los brotes laterales son igualmente pellizcados, junto con cualquier hoja de abanico grande que pueda oscurecer la luz de los brotes en desarrollo. Es posible producir cinco o más proyecciones del nodo podado mediante una pequeña cirugía cuidadosa en la punta de crecimiento; en lugar de eliminar la información completa de la manera convencional donde todo el nodo se elimina limpiamente, cortar a través del propio informe justo debajo de la línea central, con el objetivo de dejar alrededor de 10 a 15% intacto. La vegetación que queda contiene células que se dividen rápidamente y que continuarán formándose en brotes.

Una vez iniciada la floración, estos brotes también desarrollarán cogollos, aumentando la densidad de las flores superiores. No es necesario pellizcar las plantas cultivadas en el método SOG. Sólo producirán una cola principal, con poco desarrollo de brotes laterales. Sin embargo, las plantas cultivadas con más distancia entre los centros deben ser recortadas. Aún así, pueden manejar hasta 10 clientes potenciales, siempre que mantenga niveles de luz aceptables.

Luz Ultra Violeta

Las plantas de cannabis producen más THC en respuesta a la recepción de niveles más altos de luz ultravioleta (UV). THC se cree para proteger la planta de los efectos nocivos de la luz solar. Es posible reproducir este efecto en el ambiente de la sala de cultivo mediante la exposición de las plantas a 30 minutos de luz UV durante el ciclo del día. Esta exposición generalmente se divide en tres sesiones de 10 minutos. La luz UV se entrega a las plantas utilizando equipos de bronceado de tumbonas. Un área de dos metros cuadrados requerirá ocho × tubos de 6 pies de largo. Los curtidores faciales se pueden utilizar para configuraciones más pequeñas. Cuatro × líneas de 1 pie de largo se utilizan junto con lámparas de 400 vatios.

Regeneración

Es posible cosechar dos o incluso tres cultivos de sus plantas de cannabis mediante un proceso conocido como regeneración. Esto se hace reuniendo cuidadosamente sólo la tercera sección superior de sus hembras. La sección inferior se elimina de la zona de floración y se coloca en un ciclo de crecimiento vegetativo. Es mejor dejar a las hembras bajo una fuente de luz continua durante los primeros diez días para acelerar el proceso de reversión. Aún así, revertirán menos de 18 horas de luz diurna.
Retire los cogollos de los extremos de las ramas de sus plantas, pero deje todas las hojas del ventilador intactas. Es importante dejar tantas flores más pequeñas como sea posible. Estos son los sitios de regeneración para el nuevo crecimiento vegetativo. Cuantas más flores queden encendidas, mayor será el potencial de re-crecimiento.

La planta necesita ser alimentada con un alto avance de fórmula de crecimiento de nitrógeno. Si cultiva hidropónicamente, esto se hace rápidamente cambiando de la formulación de floración a la alimentación de fórmula de cultivo requerida. Si usted está cultivando cultivos orgánicos, usted debe dar a la planta un empapa semanal con extracto de algas marinas y aplicar un 30-15-15 fertilizante NPK como un aerosol foliar. Algunos cultivadores ajustan la alimentación de las hembras en floración que quieren regenerar mucho antes de la cosecha para asegurarse de que no sufren de deficiencias de nitrógeno. Es esencial tener tantas hojas de abanico en la planta como sea posible, así evitar cualquier poda de hojas durante el crecimiento vegetativo. Dentro de los diez días de comenzar la regeneración, usted debe ver signos de re-crecimiento en la planta.

El primer crecimiento vegetativo puede ser deformado, pero esto no es nada de lo que preocuparse, y el crecimiento futuro parecerá normal. Una vez que su planta ha comenzado a crecer de nuevo en el ciclo vegetativo, tendrá que recortar cualquier pequeños brotes y desarrollo para permitir que el tallo principal se desarrolle adecuadamente. Retire la mayor parte del material vegetal inferior para asegurarse de que la energía de la planta se dirige a las ramas principales. La planta ahora se puede tratar como de costumbre y colocarse de nuevo en la sala de floración una vez que se ha establecido. Una segunda cosecha es posible de seis a ocho semanas después de la regeneración ya que ya tiene un tallo fuerte y un buen desarrollo de la raíz. Para regenerar la planta de nuevo, siga el mismo procedimiento. No se recomienda que pruebes la cuarta regeneración, pero sé de los cultivadores que sí lo hacen. Alternativamente, puede utilizar la hembra como una planta madre.

****

Capítulo 12: Cosecha y secado de su cultivo

Los cultivos de interior se cosechan en un plazo de 45 a 75 días, dependiendo de la variedad y el método de cultivo. La mayoría de la marihuana de interior es Sinsemilla, o sin semillas ya que los cogollos fertilizados son menos potentes. Su peso se compone principalmente de semillas. Cuanto antes cose cada cogollo, más THC contendrán. A medida que el cogollo madura, degrada el THC en CBD y CBN, lo que da a la marihuana menos de un alto y tiene un efecto más pasivo en el usuario.

Cuando los pistilos han cambiado de color, más de un alto

Cuando 3/4 de los pistilos han cambiado de color , el humo más pesado

Antes de cosechar cogollos hembra, deben ser picantes y brillantes con una gruesa capa de cristales translúcidos. Los falsos seedpods deben parecer reventados de resina. Los pequeños pelos blancos del pistilo que sobresalen de los falsos seedpods deben ser marrones o rojizos y marchitos. La planta debe ser pegajosa y resinosa al tacto. Compruebe los cogollos bajo una lupa y observe las glándulas individuales: deben estar cubiertas con bolas de resina. Finalmente, cosecha unos cogollos seleccionados y sécalos para evaluar la calidad del cultivo correctamente. Elegir cuándo cosechar es una cuestión de preferencia personal, así que experimenta con tus plantas.

Corta cada planta en la base del tallo y retírala a tu sala de secado fresco y oscuro para evitar ataques de hongos. Cuelgue las plantas boca abajo en una línea y déjelas secar lentamente; cuanto más lento se sequen las cabezas de las flores, más suave será el producto final, ya que la clorofila, que le da a la marihuana su 'sabor verde', se elimina a través de este proceso de curado lento. El secado toma hasta dos semanas si los cogollos están bien curados, pero aplicar un calor suave en el área de secado puede acelerar el proceso. Asegúrese de no secar demasiado los cogollos; deben dar ligeramente cuando se utiliza presión, y el tallo de cada brote debe agrietarse cuando se dobla. Sin embargo, los cogollos demasiado secos se desmoronarán y se en polvo, así que trata de conseguir el equilibrio correcto.

Tenga cuidado al manipular cogollos increíblemente resinosos, ya que puede recibir un potente contacto alto. El cannabis correctamente seco y curado contiene alrededor del 15% de humedad.

• Por debajo del 10% y los cogollos serán demasiado frágiles.

• Más del 15% y la marihuana está en peligro por las esporas de hongos.

Colgar las plantas tiene varias ventajas sobre-secarlas planas. En primer lugar, las pequeñas hojas que rodean las flores se secarán alrededor de los cogollos, lo que ayuda a proteger los delicados tricomas de capitate acechado. Estas diminutas estructuras translúcidas son las glándulas que dan a los cogollos su aspecto esmerilado y contienen los aceites cannabinoides. Estos aceites son productos químicos únicos de la planta de cannabis. Se les conoce colectivamente por el nombre del ingrediente psicoactivo principal, el THC. Las hojas más grandes se pueden recortar más adelante en un proceso conocido como manicura. En segundo lugar, es menos probable que tenga ataques de hongos, ya que puede asegurarse de que su sala de secado tiene una buena circulación de aire alrededor del cultivo de secado. Algunos cultivadores colocan un pequeño ventilador de escritorio en la habitación para mantener el aire en movimiento.

La tercera razón es estética. Los cogollos que se han secado colgando boca abajo parecen más presentables. La mayoría de los cultivadores prefieren dejar los cogollos en la forma en que se han secado, y esta es de lejos la mejor manera de asegurar que ninguna de las glándulas delicadas que contienen THC son derribadas o dañadas. Sin embargo, esto no es práctico si usted está tratando con una gran cosecha de cogollos. Si necesita transportar cualquier cantidad, tendrá que comprimir la cosecha a un tamaño específico. El abarrotamiento no es ideal, pero es la mejor manera de empaquetar cogollos para la venta al por mayor. No es necesario hacer ladrillos holandeses formados con una prensa; es suficiente para compactarlos a mano en bolsas de plástico resellables. Si está utilizando empacadoras de vacío o termoselladoras para empaquetar su cosecha, se puede comprimir y dar forma a los bolsillos antes de sellar. Las flores más pequeñas se pueden hacer para que parezcan más presentables comprimiéndolas a mano, o, si tienes una gran cantidad, puedes usar un molde.

Algunos cultivadores hacen moldes tubulares. El material se coloca en una tubería que se mantiene en una superficie firme. Una varilla de un diámetro ligeramente más pequeño es golpeada en el extremo abierto con

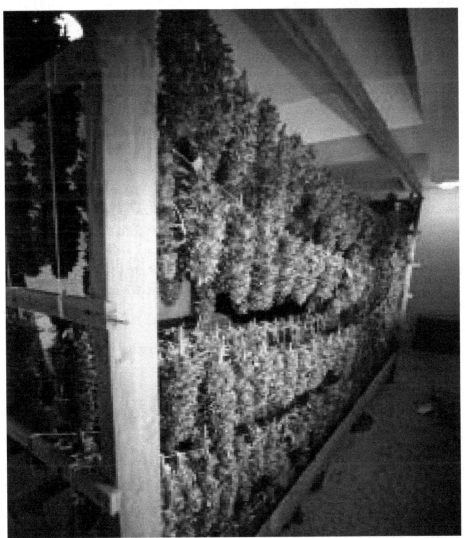

un martillo, comprimiendo los cogollos. El tubo se gira entonces, y la varilla se golpea sobre una superficie dura, empujando las flores comprimidas hacia fuera. Otros construyen moldes planos a partir de marcos de madera que se pueden comprimir en un vicio, o una pequeña prensa se construyó a partir de tres placas de acero con agujeros perforados en cada esquina, y cuatro barras de acero atornilladas a las placas superior e inferior. La tercera placa se desliza entre ellos, y un gato de botella de coche se utiliza para conducirlo contra la placa superior. Usted puede comprar prensas diseñadas para compactar periódicos antiguos en ladrillos para el fuego. Son ideales si necesita comprimir cualquier cantidad en un tamaño uniforme.

Commercial Skunk casi siempre se comprime en fardos para facilitar el contrabando, y por lo general se llena ligeramente húmeda. Una vez que se ha sellado al vacío en bolsas de polietileno, los fardos se envuelven firmemente con cinta adhesiva. Esto mantiene los cogollos frescos y evita que se formen esporas fúngicas. Esta técnica no le da al usuario final la mejor oferta: una vez abiertos, los cogollos pierden peso a medida que se se secan. Los productores están tratando de optimizar sus ganancias, pero al menos sabes que los cogollos no han sido caídos para eliminar parte del THC. Muchos compradores lamen sus cogollos antes de una compra; si saben dulce, puede indicar que han sido rociados con una solución de azúcar para aumentar su peso. Si son arenosos, entonces pueden haber sido tratados con contaminantes más graves. Grit Weed Este es el cannabis herbario contaminado deliberadamente que ha sido tratado con una variedad de sustancias similares a la arena que se han añadido a la planta antes de la cosecha para aumentar el peso.

Actualmente, estos incluyen:

• Contaminación por partículas de vidrio grandes

• Contaminación por pulverización de etchant industrial

• Contaminación de azúcar o arena

• Micro contaminantes

Prueba los cogollos lamiéndolos. Supongamos que sientes un residuo arenoso parecido a la arena cuando aprietas los dientes. En ese caso, puede estar contaminado con sílice o aerosol. Si usted no siente ninguna sustancia similar a la arena entre los dientes, pero la hierba sabe muy dulce (azucarado), entonces lo más probable es que se ha desempolvado con un azúcar refinado para agregar peso. Los microcontaminantes son difíciles de

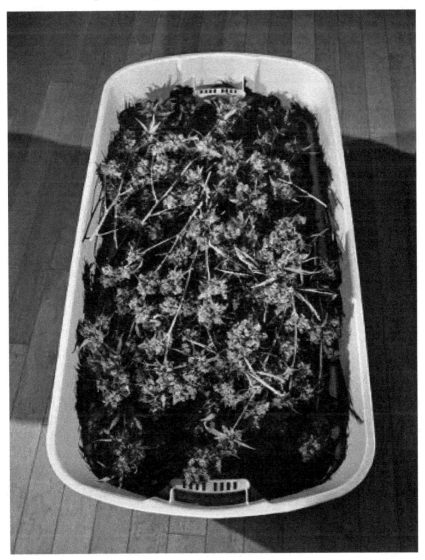

detectar. Lo que es sorprendente es cómo las autoridades han visto esto como otro ejemplo de por qué el cannabis es peligroso. Afirman que ahora es extremadamente perjudicial para el uso debido a lo que los distribuidores sin escrúpulos están agregando. Esta práctica no ocurriría si la marihuana se hiciera legal.

****

Capítulo 13: Cultivo al aire libre

Es posible cultivar cannabis en exterior donde los rendimientos de alrededor de una libra por planta se pueden lograr fácilmente a partir de plantas Cannabis indica y hasta 2 libras de un poco de Cannabis Sativa. En su libro, Marijuana: A Growers Lot, el autor australiano, Kong, describe cosechas de hasta 5 libras por planta de una variedad Cannabis sativa llamada "Old Mother Sativa". Los cultivos se plantan después de la última de las heladas y generalmente están listos para la cosecha en las últimas semanas de otoño. A diferencia del cultivo en la puerta, el cultivador tiene poco control sobre los factores ambientales que afectan el crecimiento de las plantas y depende de un excelente verano para cosechar un cultivo de alto rendimiento. Sin embargo, el cannabis es una planta resistente y, siempre que no haya heladas a principios de la temporada y los hongos, animales o parásitos no lo ataquen, dará buenos rendimientos.

Cannabis sativa es perfecto para climas más secos que no se vuelven demasiado húmedos. Si estás creciendo en este tipo de ambiente, como California, usa uno de los híbridos disponibles como Skunk #1 de Dutch Passion (25% Afghani, 25% Mex- can Acapulco Gold, y 50% Columbian Gold). Sin embargo, las variedades Cannabis sativa no son adecuadas para el cultivo al aire libre en climas fríos. Tienden a crecer alto y delgado, produciendo menos que Cannabis Indica de la variedad Hindu- Kush más resistente, que es menos sensible al clima frío. Pruebe una excelente variedad al aire libre como Holland's Hope, resistente al moho, Early Skunk, Early Girl o Iranian Autoflower. Si estos no están disponibles, la mayoría de Cannabis Indica producirá bien al aire libre incluso durante un verano bajo, pero cuidado con el moho durante la floración.

Elegir su ubicación

Encontrar un lugar seguro para cultivar su cultivo al aire libre de marihuana es el principal problema que enfrenta como cultivador. La forma y el tamaño distintivos del cannabis son fácilmente reconocibles, por lo que tienes que tomar medidas para asegurar que las plantas no estén cubiertas. Los cultivos de drogas no necesitan luz solar directa constante; cinco a seis horas al día es suficiente, así que trate de examinar las plantas.

Al buscar su ubicación, busqueen las áreas donde la gente no va good.

Las ubicaciones de Outdoor incluyen lo siguiente:

• Invernaderos y politúneles
• Patios traseros (siempre que no sean visibles para los vecinos)
• Balcones (como arriba)
• Techos (como arriba)
• Zonas de matorral y abandonados
• Parques (se pueden encontrar áreas privadas)
• Tierras de cultivo
• Terraplenes ferroviarios
• Terraplenes de autopistas o autopistas
• Limpieza de bosques
• Copas de los árboles (las plantas se pueden suspender en contenedores)
• Zonas militares (los cultivos se han cultivado detrás de zonas sin salida)
• Orillas de los ríos (una vez que la raíz ha crecido, no requieren riego)

Estos son sólo algunos ejemplos de dónde se han desarrollado con éxito los cultivos, y no voy a revelar más por miedo a comprometer a los agricultores proscritos. Al seleccionar su ubicación, recuerde que es mejor cultivar grandes cultivos en un área que no se vinculará de nuevo a usted, en caso de que se descubran. La mayoría de los cultivadores extienden sus productos en varios lugares diferentes para asegurarse de que algunos son cosechados, lo cual es una política aceptable de adoptar.

Trate de encontrar un área que tenga un suministro de agua cerca. Llevar agua a la ubicación en crecimiento puede comprometer el sitio y es un trabajo duro.

Preparación de su ubicación

Una vez que haya encontrado un área adecuada para cultivar sus plantas, puede empezar a prepararlas. Localizar el cultivo en la parte más inaccesible del sitio; si hay zarzas y maleza gruesa, corte un camino de acceso y despeje el centro. Asegúrese de que el cultivo recibirá tanta luz como sea posible mediante la eliminación del follaje y las ramas aéreas. Utilice siempre la misma pista dentro y fuera del área de cultivo para evitar salir de senderos obvios. Establezca trampas de advertencia en los enfoques que le dirán si alguien ha utilizado su ruta. Trate de utilizar toda la cubierta disponible para su ventaja. Si las autoridades descubren su cosecha, pueden montar una operación para atraparlo en su próxima visita.

Aquellos que crecen en lugares más remotos necesitan construir cercas para impedir que los animales destruyan el cultivo. La mejor cerca es malla de plástico que es barato de comprar y ligero para llevar. Se puede asegurar alrededor del borde del espacio de cultivo previsto y actúa como una barrera. Cuando se planta el cultivo, se da protección adicional a cada planta colocándola en un manguito de alambre de pollo de 12" de largo por 6" de diámetro apoyado en una caña corta tejida a través de la malla. Una vez que esto se completa, el trabajo puede comenzar a mejorar el suelo.

Tipos de suelo

El suelo se formó hace millones de años a partir de rocas que estaba en polvo por el viento, la lluvia y las heladas erosionando su superficie.

Algunos tipos de suelo se forman directamente a partir de las rocas debajo de su superficie; el viento depositó a otros. Suelo recién creado tiene todos los elementos que estaban en la roca erosionada original. Aún así, requiere una adición vital en forma de materia viva en descomposición, conocida como humus, para que apoye la vida vegetal. El suelo viene en muchas variedades debido a las diferencias en las rocas que se descomponen en su formación, por lo que no siempre es posible obtener el tipo de suelo correcto para su cultivo. El suelo se clasifica como ligero o pesado.

Luz

El suelo ligero se compone de partículas grandes. La arena es el suelo más ligero, y se pueden ver las partículas individuales.

Pesado

El suelo pesado se compone de las partículas más pequeñas. La arcilla es el suelo más pesado. La definición de pesado o ligero no se refiere al peso del suelo, sino a la facilidad con la que se puede trabajar. Debajo de la superficie, hay otra capa conocida como el subsuelo. Esto tiende a ser libre de humus pero rico en minerales proporcionando un suministro equilibrado de nutrientes para aquellas plantas, como el cannabis, que pueden enraizar lo suficiente como para alcanzarlo.
El suelo se clasifica aún más por tipo.

Suelos de turba

Los suelos de turba se forman bajo el agua a partir de material vegetal comprimido y descompuesto. Sólo se encuentran en áreas específicas; sin embargo, son ideales para el cultivo si se pueden localizar.

Suelos arenosos

Los suelos arenosos requieren grandes cantidades de material orgánico y estiércol para hacerlos adecuados para el crecimiento del cannabis. Tienden a no retener el agua, por lo que necesitan supervisión para asegurarse de que no se secan.

Suelos francos

Loam es una mezcla de arcilla y arena. Los suelos francos bien fertilizados son ideales para el cultivo de cannabis.

Suelos arcillosos

Los suelos arcillosos bien drenados son adecuados para cultivos de marihuana; sin embargo, se debe tener cuidado para asegurarse de que no se anegale. La mayoría se puede probar con tratamientos de estiércol y suelo.

Identificación de su tipo de suelo

La mejor prueba para el tipo de suelo es cavar una sección de tierra y comprimirla en la mano. Los suelos pesados se formarán en una masa,

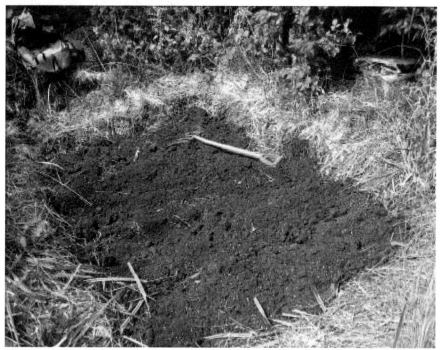

mientras que los suelos más ligeros se desmoronarán. Tire de la muestra entre los dedos y observe el color y la textura y vea si es de arcilla arenosa o oscura y parecida a turba. Análisis del suelo

se basa en las cantidades de nutrientes contenidas en cualquier muestra dada. Es posible obtener una indicación precisa de la calidad de su suelo mediante el uso de un kit de prueba. Algunos cultivadores envían a sus representantes para ser analizados por un servicio de análisis de laboratorio, que proporciona una imagen extremadamente precisa del contenido de macro y micronutrientes del suelo. El nivel de pH también es esencial, y puede utilizar una prueba de inmersión o una sonda que se empuja en el suelo y da una lectura instantánea del pH.

Examine el suelo en busca de plagas y hierbas. Las chaquetas de cuero, los gusanos de la mosca de la grúa europea y los gusanos de alambre son evidentes de detectar en sus excavaciones de muestra. No es factible examinar el suelo en busca de enfermedades mediante el uso de chapado patológico y pruebas de incubación. Por lo tanto, los cultivadores necesitan revisar el follaje circundante en busca de signos de cualquier trastorno. Si las plantas muestran signos de daño o marchitamiento, usted podría tener un problema. Una vez analizado el suelo, puede remediar cualquier deficiencia añadiendo fertilizante o estiércol a la zona. No hay ningún requisito para cavar la suciedad. Es un concepto erróneo común que los suelos necesitan ser convertidos. Para la suciedad ligera, un enfoque sin excavación es mejor, ya que la excavación acelera la descomposición de la materia orgánica en el suelo, que debe evitarse. Agregue fertilizantes esparciéndolos por la superficie y permita que sean absorbidos por la tierra. Muchos cultivadores utilizan fertilizantes concentrados para harina de hueso en jardines al aire libre, ya que tiene el efecto añadido de detercer ciervos y conejos. Desde el brote de la enfermedad de las vacas locas en Europa, ha habido preocupaciones sobre su uso. La harina ósea se hace a partir de las médulas espinales de los cadáveres, la zona de alto riesgo para el agente infeccioso que causa la enfermedad. Los cadáveres infectados podrían encontrar su camino en las plantas de procesamiento, y usted podría ponerse a sí mismo

riesgo al inhalar y manipular el fertilizante. En su lugar, usa pellets de estiércol de pollo o estiércol fresco si está disponible para ti. Alternativamente, si el suelo está empobrecido, utilice un fertilizante químico granular de liberación lenta y siga las recomendaciones del fabricante para el apósito superficial.
Estamos buscando una lectura NPK equilibrada, pero esto no es una ciencia exacta, a diferencia del cultivo en interior. Mientras el suelo esté bien drenado y saludable, podemos suministrar los nutrientes restantes regularmente con alimentación foliar a las hojas de las plantas. Los mismos

fertilizantes que se recomiendan para el cultivo orgánico en interior son adecuados para el cultivo en exterior. Algunos cultivadores optan por no cultivar sus plantas directamente en el suelo y usan bolsas de cultivo, macetas o bolsas de plástico llenas de compost para macetas. Estos funcionan bien, especialmente para configuraciones más pequeñas en patios traseros y en balcones. Aún así, los recipientes requieren riego regularmente, mientras que las plantas maduras en el suelo con un sistema radicular bien establecido y una raíz profunda pueden sobrevivir de forma independiente durante períodos más prolongados. Sólo planta una o, como máximo, dos plantas en una bolsa de cultivo en exterior. Es posible cultivar cultivos al aire libre hidropónicamente. Muchos cultivadores también utilizan estos sistemas en configuraciones de invernadero, y producen rendimientos consistentemente altos. Es fácil configurar una pequeña unidad hidropónica al aire libre si lo desea. Cualquiera de las configuraciones activas o pasivas descritas en la sección hidroponía funcionará bien.

Preparación de su cultivo

El cannabis cultivado a partir de semillas que no han sido feminizadas producirá un cultivo compuesto por aproximadamente el 50% de machos y hembras. Esto es indeseable para los cultivadores de marihuana, especialmente en exterior, donde los grandes cultivos se ven fácilmente comprometidos. Una cosecha de hembras conocidas puede ser la mitad del tamaño de un cultivo indeterminado y todavía produce la misma cantidad de cogollo. El cultivo en Europa y las zonas más frías de América del Norte se lleva a cabo principalmente utilizando clones que se han preparado en interiores a principios de marzo. Los clones se dan dos semanas para la raíz y luego se transfieren a macetas de turba llenas de compost de maceta fina y se colocan en un invernadero o en una repisa de la ventana para endurecerse. El conservatorio puede ser una construcción sencilla hecha de láminas de polietileno. Durante las primeras semanas de abril, los clones se colocan fuera de las puertas durante el buen tiempo y se traen de vuelta dentro todas las noches.

A mediados de abril, cuando las plantas jóvenes han alcanzado una altura de 6 a 8", se embalan en cajas de cartón y se transfieren a la zona de cultivo. Esto se hace mejor por la noche, pero depende de su ubicación: tape una maceta más grande sobre la parte superior de cada clon para protegerla durante el tránsito. La alternativa al uso de esquejes es germinar las plántulas antes y colocarlas en un invernadero o en una repisa de ventana para endurecerlas. El mismo procedimiento se lleva a cabo como se utiliza para los esquejes; sin embargo, tan pronto como las plantas tienen poco más de 2" y 3" de altura, se ven obligadas a entrar en la etapa de floración dándoles 12 horas de oscuridad ininterrumpida cada ciclo nocturno. Para ello, colóquelos en un área oscurecida especialmente preparada o, en el caso de unas pocas plantas, en una caja. Dentro de dos semanas, comenzarán a mostrar signos de género. Después de dos semanas, eliminar las plantas jóvenes del ciclo de floración, incluso si son indeterminadas (no mostrando género).

Las plantas continuarán floreciendo a medida que vuelvan al estado vegetativo y puedan ser fácilmente identificadas. Si desea mantener a un macho, seleccione la planta más potente, y reducirlo con fuerza. Retire las flores masculinas formadoras, y sólo deje unos pocos brotes más bajos. Las plantas masculinas mueren poco después de la floración, por lo que es esencial fomentar un nuevo crecimiento vegetativo. Dentro de unas semanas de la eliminación de sus hembras del ciclo de floración, volverán a crecer en estado vegetativo sin efectos adversos. Si está preparado con mucha antelación a la temporada de crecimiento, lleve sus plantas en interiores bajo luz artificial. No necesitas lámparas hortícolas especializadas, ya que las plántulas responden perfectamente a una bombilla doméstica incandescente de 100 vatios. Coloque una lámpara de escritorio ajustable sobre las plantas, manteniéndola lo más cerca posible sin quemar las hojas. Usted se sorprenderá de los resultados. El tercer método de identificación de género implica el crecimiento de las plántulas hasta que se pueda tomar un corte de cada una de ellas.

El corte y la planta están etiquetados para identificar a la madre y clon, y los esquejes están arraigados y florecidos. Es posible incrustar los esquejes en menos de 12 horas de luz diurna, lo que le ahorrará dos semanas. Las plantas madre se cultivan en el invernadero o se llevan a la zona de la granja, pero se mantienen en contenedores hasta que se determina su sexo. Una vez que han florecido, se puede rastrear la planta madre y eliminarla si es macho.

También puede identificar el sexo de sus plantas mediante la floración selectiva de una rama inferior. Cubra una unidad durante 12 horas cada 24 horas con una funda hecha de papel de construcción negro, que bloquea la luz pero todavía permite que la planta respire. (Las cubiertas hechas de plástico crearán el ambiente perfecto para ataques de hongos, así que evita usarlos.) Dentro de dos semanas, la planta comenzará a mostrar signos de género.

Plantación

El cannabis, cuando se cultiva en exterior, puede alcanzar alturas de 15 pies. Dependiendo de su situación, lo mejor es podar sus plantas para mantenerlas cortas. Sin embargo, usted querrá fomentar el crecimiento lateral grueso y tupido, por lo que las plantas de espaciamiento individual son esenciales. Las plantas que están llenas de gente y que compiten por la luz crecerán altas y delgadas con poco desarrollo de brotes laterales. Planta tu cultivo femenino con una distancia de un solo yarda entre los tallos. El ritmo de un gran paso entre las plantas le ayudará a medir esa distancia.

Cavar un agujero con una llana y, si sólo tiene un pequeño número de plantas, añadir un puñado de cristales absorbentes de agua del tipo que se utiliza normalmente en cestas colgantes. Esta práctica ayudará a la planta joven dándole un pequeño depósito de agua. Aún así, puede resultar costoso en grandes operaciones. Las plantas se riecen y, si se trata de un área de vida silvestre, se coloca una manga de alambre de pollo sobre cada clon, y un bastón enhebrado a través de él. Las plantas jóvenes necesitarán regar regularmente hasta que hayan desarrollado un sistema radicular saludable. Puede regar su cosecha a mano con recipientes o latas de gas que traiga de su fuente de agua. Si hay un río cerca y la situación lo permite, los cultivos se pueden regar con una pequeña bomba impulsada por gas.

Los tipos utilizados en la industria de la construcción para bombear zanjas son excelentes y se pueden alquilar o comprar. Si no tiene un suministro de agua cercano, cavar un agujero y forrar con una lona de polietileno. Cubra la parte superior con más polietileno pegado y ponderado con una piedra en el medio. Enterrar los bordes de polietileno, o podría atrapar pequeños mamíferos, que son saludables y depredadores de insectos. Perfora el centro de tu trampa de lluvia con unos pequeños agujeros y deja el pozo para llenarte naturalmente. La alimentación foliar se lleva a cabo mejor con un pulverizador de mochila hortícola. El mismo pulverizador se puede limpiar y utilizar para el tratamiento de aerosoles. Tenga cuidado de no sobrealimentar sus plantas. Es mejor utilizar una aplicación diluida de alimento foliar y ver cómo responden las plantas. Recuerde que los cultivos más jóvenes requieren menos alimento que las plantas maduras o en ciernes.

Los piensos foliares deben combinarse con un aderezo superficial de estiércol o fertilizante granulado que se espolvorea alrededor de cada planta a la velocidad recomendada (que depende de la comida que haya elegido). Horquilla ligeramente el fertilizante en el suelo alrededor de cada planta, asegurando que el área debajo de las ramas esté cubierta uniformemente, y regarla bien. Dos semanas antes de la floración, dar a la habitación un ligero aderezo superficial de sulfato de potasa. Esto fomenta una mejor formación de las flores y resistencia a las enfermedades. Tres semanas después de plantar, es necesario eliminar la parcela para eliminar las plantas silvestres que puedan estar compitiendo. Sólo despejar un área alrededor de la planta en sí, ya que necesita vegetación para darle cobertura, y las hierbas ayudan al suelo a retener la humedad. Tendrás que repetir esto a medida que se desarrollan más hierbas.

Disfrazar sus plantas

El cannabis es fácilmente identificable, así que esconde y disfraza tus plantas para evitar que sean detectadas, significativamente cuando cultivas plantas en tu patio trasero o en balcones. La poda de su cultivo desarrollará plantas cortas y tupidas, y este debe ser su primer paso. Pincha las puntas de crecimiento cuando las plantas son cortas y mantenlas pequeñas durante la fase de crecimiento vegetativo. Intente comenzar sus plantas más adelante en la temporada para ser más pequeñas, y retire o recorte algunas hojas de ventilador más grandes y distintivas. Algunos cultivadores doblan la parte superior de la planta y la atan para permitir que los brotes laterales crezcan hacia arriba, lo que da la apariencia de una fila de mini plantas que se elevan desde el tallo principal. Las flores de plástico y la fruta también se pueden unir a la planta para disimularla aún más: alambre en con alambre de jardinería.

Algunos cultivadores entrenan sus plantas a lo largo de un enrejado fijado a un muro orientado al sur de la misma manera que se cultivan las vides. Alternativamente, pellizca la punta de crecimiento cuando la planta alcanza los 12o y extiende los dos nuevos brotes laterales horizontalmente, en cualquier dirección del enrejado. Reducir cualquier crecimiento no deseado. Los brotes laterales crecerán bastante lejos, y las flores artificiales o la fruta también se pueden unir como un disfraz adicional. Estas plantas son extrañas de ver, pero producen cogollos de calidad a medida que las flores reciben niveles adecuados de luz solar no sombreada.

Las plantas también pueden ser entrenadas para crecer a lo largo del suelo. Simplemente pellizca la punta de crecimiento en el tercer internodo y luego introduce las nuevas direcciones para crecer de lado con el cableado a cada lado de la planta de cannabis. Recortar y conectar el nuevo crecimiento a medida que se desarrolla. Usted no está limitado a dos brotes laterales; muchos cultivadores los tienen en cuatro direcciones. Estas plantas necesitan protección contra plagas e insectos como caracoles y y tienden a producir pequeños rendimientos. Cómo- nunca, se pueden cultivar eficazmente a lo largo de los frentes de los balcones con la planta arraigada en una bolsa de cultivo y las ramas sostenidas con un cordón ponderado.

Cultivo en la copa de los árboles

El agricultor más ágil puede estar interesado en cultivar un cultivo en lo alto de las copas de los árboles. Las plantas cultivadas de esta manera reciben un sol óptimo, pero se dejan expuestas a cualquier mal tiempo inesperado. Por lo tanto, una buena cosecha depende de un buen verano. Las plantas se cultivan en grandes envases de plástico de 8 a 10 galones que están pintados con spray de color verde y marrón y cubiertos con saqueo rasgado o redes de camuflaje para parecerse al follaje. Esto disfraza las

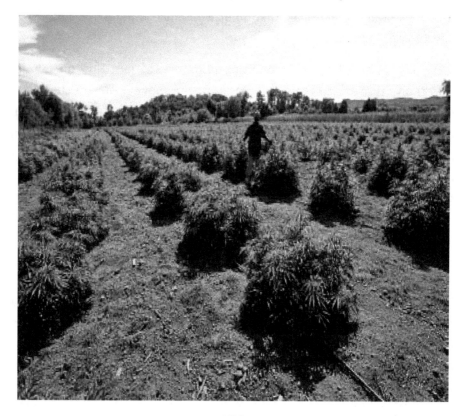

plantas del suelo. Las cajas se llenan con cantidades iguales de compost en maceta y perlita mezclada 50-50 con fibra de coco o gránulos de lana de roca. O, si puede obtener una cantidad suficiente, utilice cristales absorbentes de agua. Plantar una sola hembra en cada recipiente, regarla bien y pegar una tapa de polietileno alrededor de la parte superior para evitar la evaporación. A continuación, levante los recipientes hacia arriba en las ramas y arremete contra ellos en su posición. A algunos cultivadores les gusta construir plataformas en el dosel para crear una casa de árboles de cannabis, con varias plantas. La seguridad es un factor al regar las plantas de la copa de los árboles. Es aconsejable invertir en un par de botas de escalada con suela de goma, un arnés y un poco de cuerda de escalada de calidad. Asegure los anillos en el tronco al que puede conectarse. El agua del polipasto en recipientes cuando las plantas lo necesitan puede ser semanal cuando están maduras y en clima caluroso. Hacia el final de la temporada de crecimiento, perderá muchas cubiertas a medida que los árboles dercuen sus hojas, por lo que tendrá que colocar sus plantas razonablemente alto en el dosel y asegurarse de que son difíciles de ver desde el suelo.

Cultivo de invernadero

Invernaderos y politunneles ofrecen al cultivador al aire libre un ambiente de cultivo protegido que se puede controlar hasta cierto punto mediante el uso de ventiladores, calentadores e incluso iluminación hortícola. Las lámparas se pueden instalar para complementar la luz natural y compensarán cualquier deficiencia en la temporada. El cultivo de invernadero puede ser hidropónico o utilizado en contenedores. Sin embargo, son preferibles configuraciones de politúnel más grandes que se plantan directamente en el suelo. Las plantas de cannabis despojarán cualquier terreno en el que se implanten, y se requiere una fertilización pesada para traer la tierra de vuelta para el cultivo de la próxima temporada.

Las plantas cultivadas en invernaderos pueden ser forzadas a la producción temprana de flores con bastante facilidad al reducir su exposición a la luz del día. Utilice cubiertas para bloquear la luz.

Salas de cultivo de invernadero

Una alternativa a los invernaderos y politúneles es convertir un cobertizo o un edificio exterior en un área de cultivo quitando el techo y sustituyéndolo por paneles de vidrio o plástico. Disfrazar las reuniones con pinturas de sombreado de invernadero blanco si el sitio es visible desde otros edificios. Las paredes de la sala de cultivo están forradas con material reflectante. Los tubos fluorescentes blancos cálidos se instalan a lo largo de las paredes para añadir un suplemento de bajo costo a la luz solar natural y asegurar un crecimiento adecuado en las ramas inferiores de las plantas. Sólo funcione con las luces durante las horas de luz del día para evitar comprometer la configuración. Utilice ventiladores para recircular y enfriar el aire, y en climas del sur, utilice aires acondicionados para evitar la acumulación de calor.

En climas más fríos, el calor se genera a partir de calentadores de invernadero que queman combustible que también liberan CO_2. Las plantas se pueden cultivar tanto orgánicamente como hidropónicamente. En algunos edificios, es posible retirar el suelo y plantar directamente en la tierra subyacente. Aún así, es mejor cavar el suelo original y reemplazarlo con compost de maceta cada temporada utilizando agujeros especialmente construidos para cada planta. Es más fácil utilizar una configuración hidropónica basada en suelos como CFS en lugar de excavar sus áreas de plantación. Una estructura basada en el suelo producirá cultivos tan buenos como si no fuera mejor que el sistema cultivado en tierra, pero depende de su situación y ubicación. Algunos usuarios de cannabis medicinal no pueden hacer la excavación y elevación requerida, y un sistema hidropónico automatizado es una solución ideal.

Reducción de la luz diurna

Del mismo modo que obligas a las plantas jóvenes a florecer a principios de la temporada para determinar su género, también puedes forzar que los cultivos al aire libre florezcan para una cosecha temprana dándoles 12 horas de oscuridad ininterrumpida. La mayoría de los cultivadores lo harán a finales del verano cuando las plantas ya se han beneficiado de lo mejor del sol y son fuertes y saludables. Forzar la floración puede ser laborioso ya que las plantas necesitan moverse o cubrirse diariamente. Sin embargo, vale la pena el esfuerzo ya que sus plantas pueden estar floreciendo temprano y produciendo sus cogollos en niveles aceptables de sol. Las plantas cultivadas en contenedores son más cómodas de forzar, ya que se pueden mover a un área a prueba de luz durante 12 horas. Las plantas en el suelo necesitan cubrirse, lo que a veces causa problemas de acumulación de calor, por lo que el sombreado generalmente se inicia por las noches. Es necesario construir un marco alrededor de la planta para que la cubierta se puede colocar fácilmente sin tocar las hojas de la planta. Esto es especialmente cierto si usted está utilizando cubiertas de polietileno para hacer que el follaje sea dañado y húmedo, lo que conduce a infecciones fúngicas.

Utilice polietileno negro grueso o polietileno negro/blanco como cubierta, y asegúrese de que los bordes estén a prueba de luz asegurando todas las uniones con cinta adhesiva. Alternativamente, grandes cajas de cartón se pueden impermeabilizar y utilizar.

Una tonelada de Skunk

Dos mil plantas femeninas de mofeta Cannabis indica, si se cultivan y cosechan con éxito, incluso en climas más fríos, producirán aproximadamente 2.200 libras o 1 tonelada de cogollos secos. El área requerida para producir 2,000 plantas con 3 pies entre cada una es de 20,000 pies cuadrados, aproximadamente 50 pasos de largo por 40 tasas de ancho.

Haga que el suelo sea probado profesionalmente y ajústelo si es necesario. La forma más fácil es con fertilizante químico extendido a mano o máquina. No tienes que arar el campo, pero las hierbas necesitan ser cortadas y dejadas como mantillo en la superficie. Tendrás que repetir esto a intervalos regulares para asegurarte de que nada compite con el cultivo. No use asesinos de malezas, ya que necesita un poco de cobertura para retener la humedad en el suelo, y el cannabis, una vez establecido, superará a cualquier planta silvestre local. El área necesitará algún tipo de cerca con malla o alambre para deteterar la vida silvestre.

En primer lugar, tendrás que preparar tu stock de semillas: el doble de la cantidad para los machos a menos que tengas acceso a un gran número de semillas feminizadas o suficientes madres para suministrarte 2.000 esquejes. Muchos cultivadores prefieren usar raíz, preferiblemente híbridos F1. Esto se hace ya sea en interior, con un cultivo floral y fertilizado, o preparándose con bastante antelación y cultivando un cultivo de semillas al aire libre la temporada anterior. Cuando la cría en esta escala utilizando orígenes indeterminados, pruebe los tratamientos de feminización para aumentar la proporción de hembra a macho en alrededor de 20%. Tendrá que germinar más de 4.000 plántulas en la primera semana de marzo, que es muy laboriosa. Sin embargo, con una organización adecuada, es manejable. Pesar 100 semillas usando básculas digitales de joyeros; a continuación, puede calcular su número de fuentes por peso. Germina tus plántulas en bandejas de vermiculita y, como aparecen en la próxima semana a diez días, transfiéralas a macetas de plástico de 4" llenas de compost de maceta de calidad semilla. Coloque estas macetas en un invernadero o politúnel y deje que las plántulas crezcan. Cuando alcancen una altura de 3" a 4", forzarlos a florecer dándoles 12 horas de oscuridad ininterrumpida. Esto se hace mejor mediante el cultivo de las plantas jóvenes en carros o carros que se pueden llevar dentro y fuera de su vertido de floración. Para usar un politúnel para el forzamiento, cúbralo con plástico negro, a prueba de luz como lo hacen en las granjas de setas. Es mejor tener dos politúneles uno frente al otro, de extremo a extremo, uno para la floración y otro para el crecimiento. Las plantas pueden entonces ser ruedas entre los dos. Necesitará un generador para ejecutar ventiladores, pero los quemadores de propano, que también desprenderán CO_2, pueden suministrar calor si es necesario. Dentro de dos semanas, el género de las plantas puede ser identificado y las hembras colocadas permanentemente en crecimiento vegetativo, y los machos desechados. Cuando las hembras mientras las hembras tienen de 8 a 12" de altura, transfiéralas al área de cultivo. Comience en la esquina más lejana y el ritmo hacia fuera el espaciado; trabajar en una rejilla dejando 3 pies entre las plantas, y cavar un pequeño agujero para cada uno. Luego transporta las plantas, 50 a la vez, en una carretilla.

Retíralos de sus macetas y plantarlas. Proporcione agua de su fuente usando bombas o mangueras y apoye a las plantas con alambre de esgrima o cable grueso estirado horizontalmente entre 3 pies de alto postes a lo largo de cada fila. Los tratamientos y la alimentación se pueden llevar a cabo con un pulverizador de mochilas hortícolas combinado con aplicaciones regulares de fertilizantes secos en el área debajo de cada planta. Cosecha el cultivo a finales de otoño y sécalo en el cobertizo antes de manicurarlo y comprimirlo en fardos de una libra para empacar al vacío.

Las autoridades permiten el cultivo de plantas de cannabis. Los cultivadores prefieren cultivar plantas madre en invernaderos con iluminación hortícola adicional para asegurarse de que permanezcan en la etapa vegetativa. Los esquejes se toman y enraizan, luego se plantan o se colocan en invernaderos. Se cultivan tanto hidropónicamente como orgánicamente con un espacio reducido entre plantas individuales. Al reducir la luz del día de la planta y utilizar la iluminación HID, es posible producir varias rotaciones. Esta es una manera correcta e intensiva de cultivar marihuana, pero requiere una gran configuración de vivero. Por el contrario, el método Ton of Skunk es de baja tecnología, requiriendo sólo un cobertizo forzado y, si es posible, un politúnel.

Cosechar su cultivo al aire libre

Los mismos principios se aplican a los cultivos de exterior e interior a la hora de evaluar la preparación de su cosecha. Si no está seguro, cosecha algunos de los mejores cogollos y úselos. Si tiene la intención de vender el producto, espere hasta que estén en su punto más pesado, lo que puede significar que parte del THC se han degradado en CBD y CBN. Con la práctica, usted juzgará cuando las plantas tienen el equilibrio adecuado de THC y peso material. La cosecha en lugares remotos se lleva a cabo mejor por la noche, pero depende de su situación. Recortar las plantas usando tijeras de podar o un machete afilado.

Cortar cada rama y luego el tallo principal y colocarlos en una hoja de plástico. Cuando haya recogido el recorte, la hoja se puede enrollar y atar cuidadosamente; la cosecha se retira a un área segura para su secado. Si sólo tienes un pequeño número de cogollos, entonces seca las ramas colgándolas de una línea en una habitación oscura y fresca. Si usted tiene un recorte más grande, es mejor cortar los cogollos de los componentes y recortar las hojas mientras todavía están húmedas. Los cogollos pueden ser colgados en una línea o secados en el periódico, pero asegúrese de girarlos regularmente. Deje que los cogollos se sequen lentamente, lo que eliminará la mayor parte de la clorofila y dará una cosecha más suave y de mejor sabor. Asegúrate de no secar demasiado los cogollos. Los tallos pequeños deben ser frágiles al tacto, pero el cogollo necesita tener una ligera elasticidad. Los cogollos que están demasiado secos se desmoronarán y se desintegrarán cuando se empacan.

Guarda tus cogollos secos en un lugar fresco y oscuro. Selle en bolsas de plástico y luego cubra las bolsas con cinta adhesiva. La luz puede fomentar tanto la descomposición como el crecimiento de esporas fúngicas. Supongamos que está tratando con cualquier cantidad de cogollos de marihuana. En ese caso, es una buena idea invertir en un pequeño termosquillador y algunos tubos de plástico planos. Usted hace las bolsas de la tubería sellando térmicamente cada extremo y cortándolas del rollo. Coloque un pequeño pedazo de periódico con los cogollos para absorber la humedad, y no trate de empacar demasiado húmedos, ya que se deteriorarán rápidamente. Los termoselladores de calor se pueden comprar a un precio razonable. Consulte su agenda telefónica para ver si hay mayoristas de embalaje o minoristas locales de equipos de cocina. Hay unidades diseñadas para ayudarle en la congelación del hogar que funciona bien. Puede utilizar equipos de sellado térmico para proporcionarle una forma de embalaje al vacío que ayude a preservar su cosecha cerrando primero los cogollos en una bolsa herméticamente ajustada. Aplique presión a la carga una vez que haya sido cerrada y fuerce cualquier aire atrapado en una esquina.

A continuación, perfora esa esquina con un alfiler y fuerza el aire fuera de la bolsa. Mientras

Aún así, la presión sobre la bolsa, consiga un asistente para colocar una pequeña pieza de cinta adhesiva transparente e impermeable sobre el agujero. Los cogollos ahora están sellados en un vacío. Puedes comprar el vídeo en los centros de jardinería donde se vende para reparar invernaderos y politúneles. En el improbable caso de que necesite almacenar cogollos, se pueden colocar en el refrigerador sin ningún riesgo de deterioro. No congele su cosecha ya que el proceso de congelación daña los delicados tricomas capitateados acechados. Se vuelven frágiles y se rompen, afectando la potencia de tus cogollos. Guarde su suministro en una caja a prueba de luz. Los cogollos individuales se pueden llevar en tubos de dinero de plástico impermeables, como los que se usan alrededor de su cuello en la playa. Alternativamente, comprima los cogollos en una bolsa de plástico y luego envuélvalos en cinta de paquete.

****

Capítulo 14: Cría de Cannabis Plants

En algún momento, usted puede decidir reproducirse de sus plantas favoritas. Los cortes sólo producirán réplicas genéticas de la madre. Aunque esto está bien para el cultivo, evita cualquier desarrollo natural de su stock. Al seleccionar una hembra con rasgos sobresalientes, puedes polinizarla usando un macho fuerte y bien formado ya sea de la misma variedad o, mejor aún, de uno de los muchos otros que tienes rasgos que quieres incorporar a tu stock. Es esencial definir lo que significa la cría.

Muchos cultivadores cruzan variedades y luego clonan los mejores ejemplos de sus jardines. Aunque esta es una excelente manera de desarrollar ciertos rasgos en su cosecha, no le proporciona la cepa de cría correcta   de   una   planta.

Para desarrollar una nueva cepa, es necesario estabilizar los híbridos endogamios el caldo, lo que le permite producir cromosomas consistentes y establecer características comunes. Es mejor mantener a sus machos y hembras separados cuando se reproducen, pero si eso no es posible, retire a los machos de la sala de cultivo tan pronto como hayan sido identificados. Los machos no necesitan mucha luz una vez que han comenzado a florecer, pero debe mantenerlos en el ciclo de luz de 12 horas. Coloque la planta en una hoja de papel limpio en un área que no tenga circulación de aire. El polen caerá sobre la forma recogida doblando el papel por la mitad y vertiendo el contenido cuidadosamente en un tubo de ensayo o vial. Alternativamente, puede cortar una rama saludable y colocar los tallos en un vaso de azúcar débil y solución de agua. A continuación, colocar el vaso en una hoja de papel blanco limpio y recoger el polen.

Puede cosechar aún más el polen sosteniendo una hoja de papel debajo de las flores y golpeándolas suavemente con un lápiz. Si las flores caen sobre el papel de su colección, escójalas y deséchelas. El polen se diluye en un "portador"; por lo general, ha estado en el microondas durante al menos cinco minutos. Una vez que la harina se ha enfriado, se puede añadir al polen que ha recogido. Sólo se necesita una célula de polen para fertilizar un solo óvulo femenino, por lo que el uso de un portador reduce los residuos. Agregue media cucharadita de polen a 4 cucharaditas de harina esterilizada y almacene la mezcla en un vial hermético. Los tubos de ensayo son la elección de la mayoría de los criadores para almacenar polen, y un conjunto de química de hobby le proporcionará amplios suministros.

Trate de obtener tubos con tapas de tapón de plástico en lugar de corchos. Etiquetar las líneas con des- colas de la planta masculina y fecharlas. Si tiene la intención de almacenar su polen durante cualquier período de tiempo, mantenerlo refrigerado, y debe durar unos meses. Es posible mantener viva una planta de cannabis masculina indefinidamente cortándola con fuerza una vez que ha florecido. Si necesita retrasar el inicio de la floración en su planta masculina, puede impactarla engarzándola en la parte superior. Cuando haya seleccionado la hembra de la que desea reproducirse, simplemente tome uno de sus tubos de ensayo en la zona de floración. Usa un pincel de artista pequeño, sumerge la punta en tu línea y luego acaricia suavemente el pincel sobre los delicados pistilos blancos de las flores seleccionadas. Las flores serán más receptivas a la polinización dos semanas después de que se hayan formado los racimos de flores. Las semillas tardarán entre cuatro y seis semanas en desarrollarse por completo, y no se cosechan hasta que tengan un aspecto oscuro y motéctado y parecen estar reventando de las vainas. Las ramas se cortan y se les permite secar durante unos diez días. Las semillas se pueden recoger a mano y almacenarse en recipientes herméticos y etiquetados.

Se guardan mejor en un refrigerador para almacenamiento a largo plazo. Al elegir su planta madre para fines de cría, debe examinar cuidadosamente los rasgos de las plantas individuales, ya que son la reserva genética de sus generaciones futuras. Los cultivadores pueden tener diferentes requisitos de stock basados en las condiciones de cultivo ambiental y las técnicas de cultivo que elijan. La regla general a la hora de seleccionar las plantas de stock es elegir las que crecen y maduran más rápido. Una vez que haya identificado estas plantas, puede categorizarlas aún más por potencia y rendimiento.

Si está cultivando cultivos al aire libre en climas más fríos, es posible que desee introducir una cierta cantidad de resistencia a las heladas a su población. Al seleccionar cuidadosamente sus variedades, puede desarrollar este y muchos otros rasgos deseables. Cuando se cruzan dos tipos diferentes de plantas de cannabis, la descendencia resultante se conoce como híbridos. Estas plantas híbridas serán muy diferentes entre sí. Las semillas de la misma planta mostrarán diferentes rasgos, por lo que es esencial cultivar una amplia selección hasta la madurez para examinarlas en busca de vigor y potencia. Los mejores ejemplos se guardan para su posterior reproducción. Es mejor reproducirse a partir de dos variedades vegetales que muestran rasgos contrastantemente diferentes. De esta manera, se crea lo que se conoce como "vigor híbrido", y la descendencia resultante exhibirá una buena selección de los genes de ambos padres.

La primera generación de dos plantas genéticamente diferentes pero adecuadas de cría y estabilización se denominan híbridos F1. Crecen un 25% más rápido y más grandes que cualquier otro cruce. La descendencia de los híbridos F1 se llama F2. Sus crías son F3, y así sucesivamente; sin embargo, estas generaciones después de F1 no exhibirán vigor híbrido. El macho está polinizando esta sala de cultivo llena de hembras, qué tipo tan afortunado. Supongamos que las plantas que ha seleccionado para reproducirse de ambos contienen genes dominantes para características o rasgos específicos. En ese caso, la descendencia resultante mostrará uno u otro de estos rasgos. Esto hace que sea difícil combinar atributos de los dos padres. La descendencia sólo exhibirá el factor dominante de una planta.

Puedes superar esta dificultad endogaminando las semillas de la primera cruz.

Esto significa cultivar las semillas hasta la madurez y polinizar a una hembra con un macho del mismo lote. De esta manera, los genes recesivos se magnifican y están disponibles. Las nuevas raíces mostrarán un mejor equilibrio de los rasgos que estás buscando. La endogamina es necesaria pero no deseable para producir nuevas existencias, ya que se extrae continuamente de la misma reserva genética. Algunos rasgos recesivos pueden llegar a ser frecuentes que pueden reducir la potencia y el vigor. Cómo- nunca, para producir las plantas de cría correctas, es necesario cruzar a sus hembras con machos de la misma cepa. Es esencial llevar registros de sus plantas y su progreso. Conozco a varios criadores que fotografían y catalogan sus existencias. Aún así, hay implicaciones de seguridad si la policía descubre estos registros. Se utilizará en su contra en cualquier comparecencia posterior ante la corte para demostrar su profesionalidad e intención. Guarde sus documentos en un recipiente impermeable y entiérralos. Si debe tomar fotografías, utilice una cámara digital que no requiera procesamiento de película. Los laboratorios de cine están principalmente preocupados por la pornografía y comprueban su trabajo antes de enviarlo; sin embargo, pueden ponerse en contacto con la policía si sospechan que está cultivando cannabis.

Semillas feminizadas

Es posible producir semillas sin cromosomas masculinos en su composición genética y cultivar plantas totalmente femeninas cuando germinan. Esto es deseable para el cultivador de cannabis por varias razones. La principal es que es difícil seleccionar machos para criar. Aunque es posible evaluar el vigor y la velocidad de crecimiento del macho, es imposible determinar su potencia ya que no producen cogollos. Se convierte en un proceso de ensayo y error que no es deseable a la hora de considerar las sanciones impuestas por poseer plantas de cannabis. Los cultivadores deben buscar resultados consistentes de la menor número posible de plantas para minimizar su riesgo. Las semillas feminizadas resuelven este problema al permitirle seleccionar dos hembras con características conocidas y usarlas como su reserva genética.

Acido Gibberellic

Cuando se aplica a las plantas de cannabis femeninas, el ácido gibberellic las hace
desarrollar flores masculinas en la zona tratada. Esta técnica nos permite recoger polen viable de una planta femenina. El ácido está fácilmente disponible de mayoristas hortícolas y es utilizado por los viveros para la cría de plantas y la hibridación. Rocíe algunas de las ramas superiores

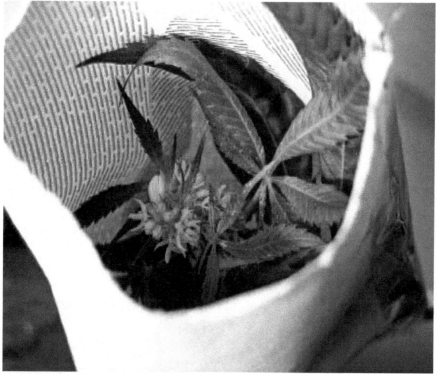

femeninas elegidas todos los días
durante 14 días con una solución de 100 ppm. Agregue unas gotas de agente humectante no iónico a su solución de ácido gibberellic para mejorar la absorción en la planta. Una vez que su hembra ha florecido, puede recoger el polen o retirar las ramas para su posterior recolección, como se describió anteriormente.

La segunda hembra, que llevará las semillas, puede ser polinizada. Dado que no hay cromosomas masculinos presentes en el polen utilizado para la fertilización, las semillas resultantes serán todas hembras. Algunas variedades son más adecuadas que otras para esta técnica, por lo que tendrá que experimentar con sus plantas. Es posible polinizar a la hembra tratada con el ácido gibberellic con sus flores masculinas, cruzándola consigo misma. Este proceso puede preservar las plantas deseables, pero existe el peligro de perder vigor debido a la endogamia.

****

Capítulo 15: Usos comerciales del cannabis

Cannabis sativa o cáñamo se cultiva como un bast o cultivo de fibra larga que es similar al lino. Los seres humanos han cultivado cáñamo de fibra durante miles de años en varias regiones por su corteza externa fibrosa, su núcleo interno (conocido como obstáculo), y sus semillas. La evidencia arqueológica muestra rastros de cultivo de cáñamo ya en el año 8.000 a. C., con la producción textil de cáñamo a partir del mismo punto que la producción de cerámica. El cáñamo desempeñó un papel vital en el desarrollo humano, proporcionando ropa, fibra, y alimentación animal. Donde otras fibras se habrían descompuestado rápidamente en el aerosol de agua salada, el cáñamo era lo suficientemente fuerte para las velas, el aparejo de cuerdas y el calafateo, lo que permitía a los seres humanos viajar a través de los océanos. Los romanos utilizaban cuerdas de cáñamo y velas producidas en la Galia (Francia). Aunque el cáñamo no se cultivaba en la antigua Roma, Lucilius documentó su uso en 120 a. C. Plinio el Viejo delineó su preparación y diferentes grados en el siglo I dC. La promoción de Enrique VIII del cultivo del cáñamo en Inglaterra para apoyar la marina y la supremacía marítima de la época isabelina hizo que la demanda creciera. Los agricultores que cultivan cáñamo regularmente pierden parte de su cosecha a las personas que piensan que el cáñamo comercial puede ser utilizado de la misma manera que la marihuana.

Una banda equivocada que conocí mientras estaba en una prisión europea, había contratado tres furgonetas de cubo y pasado toda una noche robando una porción considerable de una desafortunada cosecha de cáñamo de granjero, sólo para descubrir una vez que se había secado que tenían un almacén lleno de compost y tallos. El cáñamo se siembra en primavera y es un cultivo de crecimiento extremadamente rápido, que alcanza alturas de casi 12 pies en unos 110 días, y no requiere herbicidas ni pesticidas. El cáñamo es una planta tan rápidamente en desarrollo que requiere fertilizantes granulares o estiércol para mantener su vigor.

El cáñamo despoja el suelo de los nutrientes, pero con un manejo cuidadoso y una buena preparación del suelo cada temporada, los cultivos se pueden cultivar continuamente en la misma tierra. Las raíces fuertes ayudan a anclar el suelo y controlar la erosión. El cáñamo de fibra se planta en filas densas para fomentar el crecimiento alto y vertical. Este método de plantación asegura que se produzca muy poco follaje. A medida que las plantas maduran, las copas frondosas forman un dosel denso que bloquea la luz y ahoga el crecimiento de la hierba, dejando el campo en buenas condiciones para la temporada siguiente. El cáñamo de fibra se cosecha generalmente antes del inicio de la floración para garantizar una calidad óptima de la fibra. Después de la cosecha, el follaje se convierte de nuevo en el suelo; este proceso devuelve nutrientes a los campos, lo que significa que se requiere menos fertilizante la temporada siguiente. El cáñamo de fibra difiere del cannabis que ha sido criado por su contenido de THC psicoactivo.

Las variedades de marihuana tienen hasta 50 veces el contenido de THC de las variedades de cáñamo. Las plantas de marihuana útiles contienen alrededor del 15% de THC, y algunas variedades de skunk incluyen niveles mucho más altos. Por el contrario, las variedades de cáñamo de fibra suelen contener menos de 0,3% de THC. A lo largo de la historia, el cáñamo ha proporcionado a los seres humanos con las fibras naturales más musculosas disponibles. Aunque tradicionalmente se utiliza para hacer cuerdas y tela, hasta 1883, casi el 90% del papel del mundo estaba hecho de fibra de cáñamo. El papel de cáñamo dura varias veces más que los papeles de pulpa de madera, sin embargo, el 95% del informe mundial todavía está hecho de árboles debido a la prohibición del cultivo de cannabis. El cáñamo produce más de cuatro veces más pulpa sostenible por acre que la madera. Cada tonelada de papel hecha de cáñamo salva 12 árboles maduros. El cáñamo pro-cessing utiliza menos ácidos que el procesamiento de pulpa de madera, reduciendo así la contaminación. La prohibición del cultivo de cannabis ha llevado a la destrucción de miles de acres de bosques cada año, puramente para hacer pulpa de madera para papel. Si tuviéramos que dejar de usar árboles para la producción de papel, seguiríamos destruyendo nuestras selvas tropicales para que la madera se utilice en la industria de la construcción. La mayoría de nuestros edificios de hormigón requieren encofrado para proporcionar moldes para el hormigón húmedo construido tradicionalmente de madera contrachapada.

Los tallos de cáñamo pueden ser astillados y procesados en tableros de fibra que funcionan mejor que los marinos-ply y pueden ser reutilizados. En Francia, un producto de cáñamo llamado Isochanvre se ha utilizado como un reemplazo para la construcción de hormigón. Aunque una séptima parte del peso del hormigón, tiene una excelente resistencia a los golpes. Pulpa de cáñamo y fibra también ofrecen una alternativa biodegradable al plástico para muchos usos y se pueden polimerizar sin petróleo. Los avances y la innovación en los productos y servicios de cáñamo están restringidos por la prohibición. Por ejemplo, el cáñamo es perfecto para producir combustible de biomasa que es más limpio que los combustibles fósiles, no contiene azufre y puede proporcionar petróleo y metano que podrían satisfacer todas nuestras necesidades industriales y de transporte. Los coches podrían adaptarse fácilmente para funcionar con combustibles de cannabis.

Los aceites de cáñamo se pueden utilizar como un reemplazo para disolventes sintéticos. La prohibición lo impide y contribuye a la contaminación mundial. Las semillas de cáñamo se utilizaban tradicionalmente para hacer una torta de semilla de alta proteína para la alimentación animal. Son más nutritivos que la soja y mucho más digeribles, causando menos producción de gas en el intestino. Las semillas de cáñamo podrían proporcionar una fuente completa de proteína vegetal para los seres humanos. Las semillas contienen alrededor del 30% de aceite por volumen que se puede extraer y utilizar en la cocina. La prohibición nos priva de un suministro adecuado de proteína vegetal nutritiva que contiene altos niveles de edestina y albúmina. Las telas hechas de cáñamo son más robustas, más duraderas, tienen propiedades de aislamiento más altas y son más absorbentes y más duraderas que el algodón. La fibra de cáñamo mantiene su forma como el poliéster, pero respira de la misma manera que los materiales hechos por humanos caros como Gortex. Se puede girar en un fino hilo de seda o tejer en saco grueso como arpillera.

El cáñamo es uno de los materiales más versátiles y duraderos que tenemos. Si se acostumbra a todo su potencial, podría reducir drásticamente los efectos de la contaminación y la deforestación en nuestro planeta. A pesar de su potencial, sin embargo, nuestros gobiernos electos prohíben en gran medida el uso de cáñamo porque la gente disfruta de los efectos embriagadores de la planta de marihuana. Es un mundo extraño que hacemos para nosotros mismos.

****

Capítulo 16: Cannabis medicinal

El cannabis era muy valorado en la medicina antigua. Su uso se remonta a los primeros médicos clásicos, Discords y Galen. Informaron que re-lived una amplia variedad de trastornos médicos. En el famoso texto de la farmacopea chino The Pen Tsao Kang Mu, escrito en 100 d.C. pero que data del emperador Shen-Nung (2000 a. C.), el compilador Li Shih Chen se refirió a obras de autores anteriores siglos que consideraban la semilla de cáñamo como alimento y medicina. Una vez madurada y madurada, la semilla de marihuana contiene un rico aceite translúcido alto en aminoácidos y ácidos grasos insaturados, clasificados como 90% insaturados. Las semillas suelen tener alrededor del 30% de proteína, clasificada como una de las formas de proteínas completas disponibles de plantas que contienen albúmina y edestina de globulina, similar a la globulina que se encuentra en el plasma sanguíneo. La globulina es vital para mantener un sistema inmunitario saludable.

Hay 45 nutrientes esenciales que los seres humanos no pueden fabricar: 21 minerales, 13 vitaminas, ocho aminoácidos y 2 ácidos grasos esenciales. Ninguna fuente de alimento los tiene todos, pero la semilla de cáñamo tiene los ocho aminoácidos. El aceite presionado de la semilla de cáñamo es una de las fuentes más conocidas de los dos ácidos grasos esenciales; Omega 3 ácido aipha-linolénico y ácido linoleico Omega 6. Hoy en día el consumo de cannabis es principalmente recreativo. La comunidad médica sigue siendo cautelosa sobre su valor como medicamento, principalmente debido al argumento de la prohibición. También existen divisiones dentro del lobby del cannabis medicinal, y muchos protestan por que la gente explote la campaña con poco interés en ayudar a los usuarios médicos. El uso medicinal del cannabis es visto por muchos como una puerta trasera a la legalización. Atrae a personas con intereses puramente comerciales que ven el terreno moral alto como la forma correcta de promoverse a sí mismos o a sus intereses comerciales.

Los datos científicos dentro del debate médico también son comúnmente tergiversados. Sin embargo, ambas partes están de acuerdo en que el cannabis es una droga poderosa con efectos diferentes. Las plantas de cannabis secas varían en dosis, dependiendo de la variedad y las condiciones de cultivo. Por lo tanto, es difícil cuantificar el cannabis seco y curado de la misma manera que los reguladores supervisan otros medicamentos. Los efectos psicológicos conocidos del consumo de cannabis son una sensación de bienestar o euforia, aumento de la charla y la risa, alternando con períodos de sueño introspectivo, letargo y somnolencia. Aunque muchos usuarios médicos consideran estos efectos secundarios indeseables, mejora del estado de ánimo, reducción de la ansiedad, y sedación leve puede ser útil para algunos pacientes.

El cannabis no tiene potencial de sobredosis; sin embargo, los usuarios inexpertos o crónicos pueden experimentar agudas, reacciones adversas a grandes dosis. La ansiedad y la paranoia son las más comunes; otros incluyen pánico, agorafobia, depresión, disforia, despersonalización, delirios, ilusiones y alucinaciones. Las reacciones no duran mucho, pero el 17% de los fumadores de marihuana encuestados informaron que experimentan al menos uno de estos síntomas. El consumo de cannabis también puede causar latidos cardíacos rápidos (taquicardia) en seres humanos, 20 Para 100% por encima de la media. El aumento de la frecuencia cardíaca es mayor en los primeros 20 minutos después de fumar, luego se desenrosque rápidamente, dependiendo de la dosis.

Por el contrario, la ingestión oral crónica de cannabis reduce la frecuencia cardíaca en los seres humanos. Un cambio en la frecuencia cardíaca y la presión arterial puede presentar problemas graves para algunos pacientes. Sin embargo, el cannabis no tiene riesgos probados para la salud a largo plazo asociados con su uso y no tiene un potencial de dependencia extrema. Sin embargo, se han observado síntomas de abstinencia. En un estudio, los sujetos recibieron dosis muy altas de THC oral: 180 Para 210 mg por día durante 10 a 20 días (equivalente a fumar 9 a 10, 2% cigarrillos THC por día).

Una vez que el consumo de cannabis se detuvo, los sujetos fueron irritables y sufrieron insomnio leve, nariz con nequelas, sudoración y disminución del apetito. Los síntomas de abstinencia duraron alrededor de cuatro días. Sin embargo, no había antojo asociado por la droga, a diferencia de la cocaína, los opiáceos, el alcohol y el tabaco. Los consumidores de cannabis deben evitar las articulaciones debido al efecto cancerígeno que el tabaco tiene en el cuerpo humano. Además, el humo del tabaco contiene muchos otros aditivos dañinos, incluyendo azufre y amoníaco. Aquellos que les gusta fumar porciones deben usar un filtro de cigarrillos en lugar de una cucaracha. Se recomienda a los usuarios médicos utilizar vaporizadores o cocinar con ellos. Los trastornos que el cannabis puede aliviar son:

SIDA

El cuerpo no tiene defensa contra el Síndrome de Inmunodeficiencia Adquirida- porque el virus complicado ataca las mismas células que ayudan a combatir la enfermedad. Los simp- toms pueden incluir pérdida de peso, fiebre, agotamiento y glándulas hinchadas. Los pacientes sufren infecciones en sus pulmones, piel, nerviosismo, sistema digestivo, tumores cancerosos h, y el cannabis para aliviar estos síntomas y aliviar el dolor. Algunos portadores de VIH nunca desarrollan SIDA en toda regla, esto es administrado por un estilo de vida saludable y libre de estrés junto con una perspectiva mental positiva. Los enfermos reportan una sensación de bienestar y satisfacción por el consumo de marihuana.

Enfermedad de Alzheimer

Los enfermos experimentan una degeneración mental gradual al final de la vida, y se ha demostrado que el cannabis ralentiza la tasa de deterioro en algunos pacientes. Se piensa para reducir los riesgos de los usuarios de desarrollar la enfermedad.

Artritis

Hay más de 100 tipos diferentes de artritis que implican un poco de desdocalda de las articulaciones. Los dos más comunes son la artritis osteo y reumatoide, y las mujeres son más susceptibles que los hombres. Los pacientes sufren dolor, hinchazón y deformación de sus caderas, rodillas, espinas, manos, músculos se debilitan. Los tejidos, tendones y ligamentos se inflaman. El consumo de cannabis alivia el dolor y la incomodidad de estos ataques y ralentiza el proceso de deformación.

Asma

Los ataques de asma ocurren cuando la inflamación o los espasmos musculares hacen que el paso bronquial de los pulmones se contraiga, lo que dificulta la respiración. Otros síntomas son tos, sibilancias, aumento de la frecuencia del pulso, y en algunos casos, el paciente se pondrá azul en la cara. La mayoría de los pacientes están aterrorizados y pálidos. El 85% de las personas que viven con asma pueden aliviar sus síntomas fumando marihuana.

Tumores cancerosos

Estas son proliferaciones de tejido hinchado. El uso de cannabis puede ayudar a controlar muchos tumores benignos y cancerosos y aliviar las náuseas asociadas con el tratamiento de quimioterapia.

Fibrosis quística

Esto es causado por un trastorno genético hereditario que comienza cuando dos genes no funcionan. Los síntomas interrumpen las glándulas exocrinas que afectan el páncreas, el intestino, los bronquios y las glándulas sudoríparas. La respiración y la digestión se ven afectadas por la mucosidad. El cannabis es un analgésico local y aliviará los síntomas de la fibrosis quística.

Demencia

Se cree que el consumo moderado de cannabis retrasa la aparición de la demencia en pacientes de edad avanzada. Aún así, no se recomienda para aquellos con problemas cardiovasculares.

Depresión Cannabis se ha utilizado con éxito para tratar la depresión y es menos forma de hábito que los medicamentos antidepresivos disponibles para la prescripción. El cannabis tiene un efecto eufórico en el sistema nervioso.

Enfisema

Se trata de un deterioro gradual de los pulmones causado por el tabaquismo pesado y la contaminación. Ocurre cuando los pequeños sacos

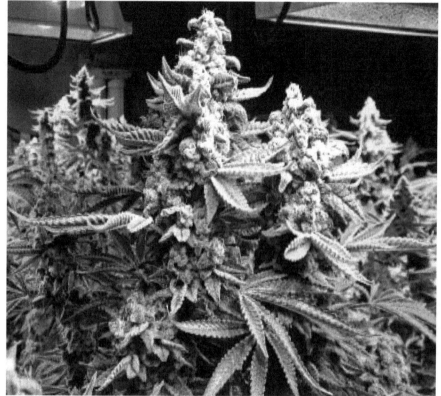

de aire de los pulmones se distendin y se rompen. Esto hace que los pulmones sean menos elásticos e ineficientes, y como resultado, el corazón tiene que trabajar más duro para bombear sangre a través del sistema, lo que conduce a ataques cardíacos e insuficiencia cardíaca. Los síntomas incluyen dificultad para respirar y labios azules. Las investigaciones han demostrado que el humo del cannabis inhalado en los pulmones puede aliviar los síntomas asociados con el enfisema. Provoca una expansión de los bronquios y bronquiolos, lo que conduce a una mayor oxigenación.

Epilepsia

Las personas que tienen epilepsia sufren de convulsiones o ataques periódicos. Pierden el conocimiento durante unos segundos o varios minutos. Los dos más comunes son Grand Mal (o convulsión tónico-clónica) y Petit Mal (o convulsión por ausencia). Grand Mal generalmente afecta a los adultos que pueden espumar en la boca, caer y retuerza incontrolablemente en el suelo, y sufrir lesiones como resultado.

Petit Mal afecta a niños pequeños y adolescentes. Pueden ser tan breves que el enfermo no es consciente de que han tenido un ataque, ya que sólo pierden el conocimiento durante unos segundos. En el 60% de todos los casos de epilepsia, el cannabis tendría un efecto positivo en el enfermo. Se ha demostrado que el extracto de cannabis es más eficaz que los medicamentos recetados para reducir la frecuencia de las convulsiones epilépticas.

Glaucoma

El cannabis es uno de los tratamientos más eficaces para el glaucoma, un trastorno ocular causado por el aumento de la presión intraocular. Esta condición puede conducir a la pérdida completa de la vista. La marihuana puede ayudar al 90% de los enfermos de glaucoma, ya que su efecto sobre la presión intraocular es tres veces más alto que los medicamentos recetados, sin ninguno de los efectos secundarios.

Herpes

El virus del herpes labial causa esto. Una vez contraído, vive en el sistema nervioso central y ataca las regiones genitales de hombres y mujeres. No hay cura para el herpes. Los pacientes seguirán sufriendo ataques de por vida. Sin embargo, la gravedad disminuye con el tiempo. Thc ha demostrado matar el virus del herpes cuando entra en contacto con él. Esto no es una cura, pero los enfermos reportan recurrencias reducidas de ataques al usar marihuana. Una aplicación tópica de THC puede reducir el tiempo de curación de las ampollas de herpes.

Presión arterial alta

La presión arterial afecta la velocidad a la que el corazón tiene que trabajar. La presión arterial anormalmente alta se conoce como hipertensión y generalmente afecta a los hombres de mediana edad. El cannabis extiende las arterias y causa una reducción de la ansiedad.

Insomnio

Esta es la incapacidad crónica para dormir y puede variar desde noches ocasionales de insomnio hasta períodos regulares y prolongados. Los enfermos han encontrado que el cannabis ingerido una hora antes de dormir tiene un efecto menos estupefacto que los medicamentos recetados. Le da al usuario una mejor calidad del sueño y no tiene resaca, somnolencia residual o potencial de dependencia.

Baja Libido

El cannabis es un afrodisíaco natural. Mientras que no tiene ningún efecto probado sobre la impotencia masculina, puede ayudar significativamente a los pacientes que sufren de disminución de la libido.

Migrañas

Esta es una de las dolencias más comunes del sistema nervioso que causa dolores de cabeza recurrentes y otros síntomas como entumecimiento o debilidad en un lado del cuerpo. El primer signo de un ataque puede ser una

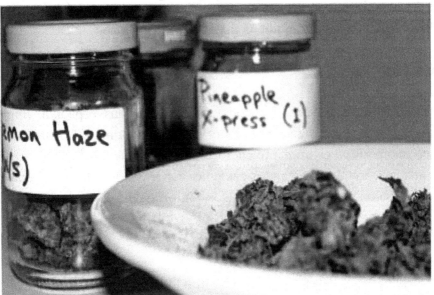

alteración visual, como manchas brillantes o líneas irregulares ante los ojos, seguida de un dolor de cabeza grave unilateral. Las migrañas provienen de un estrechamiento convulsivo de las arterias. El consumo de marihuana facilita los ataques al revertir este efecto.

Esclerosis Múltiple

Este es un trastorno que resulta del daño a las fibras nerviosas en el sistema nervioso central. Al igual que el cable eléctrico sin aislamiento, las fibras afectadas no pueden funcionar correctamente. Los síntomas pueden variar desde la falta de coordinación hasta el habla sorda y la incontinencia.

Los espasmos musculares y calambres asociados con la esclerosis múltiple pueden reducirse significativamente a través del consumo de cannabis.

Calambres musculares

El cannabis, cuando se fuma o se utiliza en una pomada tópica, es uno de los mejores antiespasmódicos libres de morfina disponibles.

Náuseas

El cannabis se puede utilizar para tratar las náuseas, especialmente con pacientes que se someten a tratamientos de quimioterapia. También actúa como un aperitivo estimulante para los pacientes que no se interesan en la comida; esto ayuda a tratar a los pacientes con trastornos de la alimentación y aquellos con problemas pancreáticos e intestinales.

Dolor

Después de las náuseas y los vómitos, el dolor crónico es la afección más citada como un uso medicinal para la marihuana. La investigación ha demostrado que los cannabinoides son beneficiosos en el control del dolor. Los cannabinoides se pueden utilizar solos o combinados con opiáceos.

Trastorno de estrés postraumático

El cannabis se puede utilizar para tratar a los enfermos de estrés traumático que reportan beneficios de usarlo para tratar síntomas psicológicos como depresión, ira, y la rabia. El cannabis tiene un efecto eufórico en el cuerpo. No tiene resaca o potencial de dependencia como con algunos medicamentos recetados.

Esquizofrenia

En un estudio reciente, se encontró que los pacientes esquizofrénicos preferían la marihuana a otras drogas disponibles, como el alcohol y la cocaína, que se encontraron para ser utilizados con menos frecuencia que el promedio. Las razones de esto son desconocidas, pero las personas con esquizofrenia pueden obtener cierto alivio del consumo moderado de marihuana. Las personas con esquizofrenia son más propensas a sufrir efectos psiquiátricos adversos del consumo crónico de cannabis.

Síndrome de Tourette

En casos extremos, este trastorno psiquiátrico causa escupir, gritar y jurar incontrolables. Es muy angustioso para los enfermos, que por lo demás son perfectamente normales. Los investigadores han descubierto que el consumo de cannabis reduce la compulsión de comportarse de maneras socialmente inapropiadas.

****

Capítulo 17: Historia del cannabis, religión y prohibición

El cannabis es, con mucho, la droga ilegal más utilizada en el mundo. Varios millones de personas lo han probado al menos una vez: incluso el ex presidente estadounidense Bill Clinton admitió haber probado el cannabis una o dos veces mientras estudiaba en Inglaterra. Aun así, afirmó que no le gustaba y no inhalaba. Arnold Schwarzenegger, el gobernador de California, es más franco sobre su consumo de cannabis y afirma que inhaló. El consumo de cannabis no causa daños físicos o psicológicos duraderos. No hay evidencia que sugiera que conduce a la experimentación con otras drogas. Sin embargo, hay algunas evidencias recientes de dependencia física leve en "usuarios crónicos frecuentes." El antropólogo Weston La Barre especula que el consumo de cannabis llega hasta el período Mesolítico (Edad Media de Piedra) cuando además de ser una fuente de alimento y fibra, también fue utilizado como parte de un complejo religio-chamánico. Casi dos libras de material vegetal de cannabis verde fue descubierto en una tumba de 2.700 años excavada en las Tumbas de Shanghai cerca de Turpan, China.

Fue encontrado ligeramente golpeado en un cuenco de madera en una cesta de cuero cerca de la cabeza de un hombre caucásico de ojos azules que había muerto cuando tenía alrededor de 45 años de edad. El profesor Ethan Russo declaró que el individuo estaba enterrado con un número inusual de artículos raros de alto valor, incluyendo una bolsa de maquillaje, bridas, ollas, equipo de tiro con arco y un arpa Kongo. Se cree que fue un chamán del pueblo Gushi, que hablaba un idioma ahora extinto llamado Tocharian, similar al celta. El cannabis, a lo largo de la historia, ha desempeñado un importante papel cultural, industrial, religioso y médico.

Aquí se presenta un breve vistazo a la historia de la planta de cannabis como un fenómeno social, industrial, recreativo y médico.

Cannabis histórico

The Scythians

El sillín más antiguo jamás encontrado fue de origen escita y estaba hecho de fibra de cáñamo. Su hábil equitación les permitió viajar largas distancias. Al hacerlo, difunden su conocimiento del cannabis por todo el mundo antiguo. Se ha documentado que se han asentado extensamente en toda Europa, el Mediterráneo, Asia Central y Rusia. Los escitas también nos proporcionan algunas de las primeras evidencias de personas que usan humo de cáñamo como estimulante psicoactivo; varias tuberías y residuos de cáñamo han sido desenterrados en sus tumbas, y el historiador griego Herodoto escribió describiendo los ritos funerarios escitas:

Hacen una cabina fijando en el suelo tres palos inclinados uno hacia el otro y estirando alrededor de ellos fieltros de lana, que se arreglan para encajar lo más cerca posible: dentro de la cabina, se coloca un plato en el suelo, en el que ponen varias piedras al rojo vivo, y luego añaden un poco de semilla de cáñamo.

Antigua China

El registro escrito más antiguo del uso del cáñamo proviene de las culturas neolíticas más antiguas conocidas en China, el Yang-Shao y el Ta-Wen-Kou, que aparecieron a lo largo del valle del río Amarillo hace unos 6.500 años. En los primeros clásicos de la dinastía Chou, escritos hace más de 3000 años, se menciona una cultura prehistórica basada en la pesca y la caza, una cultura sin lenguaje escrito pero mantenido registros por atar nudos en cordón de cáñamo. El cáñamo fue utilizado ampliamente por estos primeros pueblos para tela, cordaje, cuerdas, cordel, cuerdas, redes de pescado, redes de pescado, medicina, y sus semillas eran una valiosa fuente de alimento. El papel de cáñamo ha sido inventado en China alrededor del 105 d.C. durante la dinastía Han y el emperador HoTi. Siguieron descubriendo un secreto guardado hasta el siglo IX d.C., cuando los árabes aprendieron el proceso y su uso se extendió. El papel de cáñamo era ligero, duradero y, sobre todo, barato de producir. Hasta el día de hoy, el papel de cáñamo es muy superior a cualquier otro.

Antiguo Japón

El cáñamo fue utilizado en el antiguo Japón para alejar los espíritus malignos y los ritos de purificación tradicionales. Los sacerdotes sintoístas usaron un Gohei que era un personal temporal con fibras de cáñamo en un extremo. Creyendo que el mal y la pureza no pueden coexistir, el sacerdote ondea el Gohei, simbolizando la pureza, sobre la cabeza de una persona para alejar al espíritu maligno. El cáñamo se usó durante las ceremonias formales y religiosas debido a su connotación tradicional con pureza; sin embargo, el cáñamo no se hizo famoso como una droga recreativa en China.

Los antiguos griegos y romanos

Los grandes y los romanos no pueden haber tomado cannabis generalmente con fines de toxicación. Hay indicios de que eran conscientes de los efectos psicoactivos de la droga. Plinio el Viejo, en el momento de su muerte en el año 79 d. C., dejó atrás 160 manuscritos que incluían su obra titulada Historia Natural, que explicaba historias de fauna y vida silvestre de todo el imperio. Plinio tenía muy poco que registrar sobre el cannabis, pero señaló: Las fibras de la planta hicieron una gran cuerda. El jugo extraído de la semilla de cannabis se utilizó para eliminar gusanos de las orejas o cualquier insecto que pueda haber entrado en ellos. Mientras que las fuentes hacen a los hombres impotentes, fueron beneficiosos para aliviar la gota y trastornos similares.

El Imperio Romano consumió grandes cantidades de fibra de cáñamo importada de la ciudad babilónica de Sura. El cannabis no era un cultivo significativo en principios de Italia, pero la semilla era un alimento cotidiano. El cirujano del emperador Nerón, Dioscórides, un médico griego que viajó con el ejército romano, elogió el cannabis por hacer las cuerdas más robustas y por sus propiedades medicinales. Hay evidencia de que en el siglo II a. C., los romanos estaban cultivando cáñamo alrededor de Palestina y Mesopotamia. A medida que el imperio romano se expandió, también lo hizo su producción de cáñamo. El cáñamo también se cultivaba en el sur de Grecia alrededor de la misma época.

Antiguo Egipto

Se han detectado rastros de cannabis en las momias egipcias, y el polen encontrado en la momia de Ramsés II ha sido identificado como originario de la planta de cáñamo. Fragmentos de fibra de cáñamo fueron descubiertos en la tumba de Amenhotep IV. La antigua palabra egipcia para cáñamo también se encuentra en los textos de la pirámide, en relación con la fabricación de cuerdas.

Antigua India

El cannabis asume un papel esencial dentro del contexto religioso de la India, donde juega un papel integral tanto en la meditación como en los rituales. La leyenda dice que la primera planta de cannabis brotó en el Himalaya. La planta es de gran importancia en el Tíbet. El cannabis fue introducido en Jamaica por los trabajadores indios asiáticos que emigran a la granja de las plantaciones de azúcar después de abolir la esclavitud. Los jamaiquinos todavía usan el nombre indio para el cannabis: la ganja.

Los vikingos

Los vikingos eran una feroz raza marinera originaria de Noruega, Suecia y Dinamarca. Comerciaban extensamente con Bizancio, Persia e India. Había rutas comerciales activas hacia el este a través de Rusia y hacia el oeste a lo largo de las costas y vías fluviales europeas en el siglo IX. Los vikingos también eran invasores y piratas despiadados. Asaltaron las playas, ríos y ciudades interiores de Europa Occidental hasta Sevilla, que fue atacada por los nórdicos en el año 844 d.C. Los restos arqueológicos vikingos fueron descubiertos en un gran túmulo funerario noruego en la granja de Oseberg, cerca de Tonsberg. El entierro contenía un gran barco vikingo y los restos de dos esqueletos femeninos que datan del 834 d.C. La escala del sitio sugiere que se trataba de un entierro de muy alto estatus. Numerosos bienes funerarios fueron recuperados, incluyendo un pedazo de tela de cáñamo que se cree que era parte de una vela. Se descubrieron cuatro semillas de cáñamo, una contenida en una pequeña bolsa de cuero. Se cree que estas semillas jugaron un papel simbólico, y el pequeño número utilizado tal vez indicaría su valor para el pueblo vikingo.

América del Sur, Central y Del Norte

Se dice que el cannabis fue introducido en América del Sur en 1545 por los españoles. Algunos creen que la palabra mexicana marihuana es de origen cristiano, María (María) y Juan (Juan) son los nombres de la madre y discípula de Jesús. Aunque los británicos habían introducido el cáñamo en las recién establecidas colonias jacobeas de Virginia en 1611, llamaron a las plantas de cannabis masculinas Carl y a las hembras de cáñamo Fimble. La palabra "marihuana" fue adoptada por los estadounidenses en la década de 1900 cuando fueron introducidas a nuevas variedades de drogas mediante la migración de trabajadores mexicanos en el suroeste.

Europa medieval

El cannabis estaba disponible en la Europa de los siglos XVI y XVII. Shakespeare escribió sobre "Invención en una hierba notable" (Soneto 76). Sus sonetos están llenos de acertijos. Aún así, incluyen referencias al efecto de sustancias destiladas de flores: Pero las flores se destilan, aunque con el invierno se encuentran, Leese pero su espectáculo; su esencia aún vive dulce. (Soneto, 5). Los rastros de cannabis han sido cubiertos con tubos de arcilla isabelina. Existe una alta probabilidad de que William Shakespeare tuviera la experiencia del consumo de cannabis. Los remedios populares tradicionales europeos enumeran el cannabis como tónico, antiespasmódico, analgésico, sedante y anestésico, las semillas se dieron a los bebés dentidores, y las preparaciones de la planta se utilizaron para tratar condiciones que van desde mordeduras de serpientes hasta gonorrea.

El Herbario Anglo-Saxon del siglo XI recomienda específicamente que usted sucedió (antiguo inglés para el cáñamo) en el tratamiento del dolor de mama, y para 1588 los herbolarios Tudor en Inglaterra crecieron el 85% de sus plantas de drogas, enumerando 'agua de hempe' como tratamiento para las fiebres en The Virtuous Boke of Distillacioun (Andrewes).

Medicina árabe medieval

Los médicos árabes medievales consideraron el cannabis como un medicamento útil, llamándolo Kanab, y aprobaron su uso con fines medicinales y terapéuticos. En el siglo XIV, el erudito islámico Az-Zarkashi habló de "la permisibilidad de su uso con fines médicos si se establece que es beneficioso". Ha servido como medicina en el mundo árabe durante al menos seis mil años. Rhazes, un médico islámico experto del siglo IX, lo prescribió ampliamente para dolencias, sonó desde la tos hasta las quejas de la piel. Los primeros médicos, Hipócrates, Dioscórides, y Galen, todos utilizaron preparaciones medicinales de cannabis. Los eruditos árabes tradujeron Sus libros de texto. Este conocimiento fue pasado al mundo islámico, y el cannabis era una parte esencial del boticario del médico.

Cannabis y religión

Antiguo Egipto

El cannabis era un ingrediente en el antiguo incienso y perfume de los faraones, conocido como kyphi, que se utilizaba como ofrenda a los dioses. Al igual que la puesta del sol, los fieles quemarían esta preparación fragante como ofrenda al Dios Sol, Ra (quien creó cannabis), rezando por su regreso a la mañana siguiente. El Dios Ra se fusionó más tarde con el dios Amón para convertirse en Amón-Ra (Amen-Ra), y hasta el día de hoy, la oración cristiana termina con 'Amén'.

Judeo-Cristianismo

Sula Benet, etimóloga del Instituto de Ciencias Antropológicas de Varsovia, Polonia, estableció la primera evidencia del uso hebreo del cannabis en 1936. Se pensaba que la palabra cannabis era de origen escita. Aun así, Benet demostró que tiene una fuente mucho más antigua y aparece varias veces a lo largo del Antiguo Testamento. En 1980, la Universidad Hebrea de Israel confirmó la interpretación de Kane-seno como cannabis. Al igual que con los antiguos egipcios, el incienso de cannabis fue asignado a poderes mágicos por los israelitas, que lo quemaron en cuencos dorados colocados en el altar y los incensarios de mano.

Religiones de la India

Hay cuatro libros de los Vedas, los cuatro textos seminales de la fe hindú escritos en védico, una forma temprana de sánscrito alrededor del 1100 a. C. Según los Vedas, Lord Shiva trajo cannabis del Himalaya para el placer de la humanidad. Los dioses habían agitado los océanos desde el Monte Mandara (se cree que es el Everest), y una gota de néctar celestial o amrita cayó sobre la Tierra. Esta gota fue creada por la primera planta de cáñamo, llamada hierba sagrada o indracanna (alimento de los dioses). En la mitología hindú, Amrita significa inmortalidad, y la leyenda temprana sostiene que el ángel de la humanidad vivía en las hojas de la planta de cannabis. Se dice que cuando los espíritus malignos trataron de poseer la planta, los dioses los derrotaron, y el cannabis adquirió el nombre de Vijaya, que significa victoria. Según el cuarto libro de los Vedas, el Atharva Veda, el cannabis es una de las cinco plantas sagradas que también incluye la albahaca sagrada, la más sagrada de las plantas, y el sándalo utilizado en la pasta de incienso aplicada como punto en la frente entre los ojos. Los Vedas afirman que a través del consumo de cannabis, se puede comulgar con Shiva, conocido en la escritura hindú como el destructor del mundo, siguiendo a Brahma el creador y Vishnu el conservador. Después de que Shiva destruye el mundo, Brahma lo recrea en un ciclo interminable de muerte y renacimiento.

Iglesia copta de Sión etíope

La Iglesia copta de Sión etíope es un movimiento religioso jamaiquino contemporáneo que considera el cannabis sagrado y para la comunión de los santos, el perdón de los pecados y la resurrección de la especie humana. Sus enseñanzas siguen las de la Biblia. Curiosamente, algunos ancianos de la iglesia afirman que sus creencias viajaron con esclavos de Africa al Caribe, negando profundamente la influencia hindú.

Rastafarianismo

El movimiento rastafari es otro nuevo grupo religioso que acepta a Jesucristo y Haile Selassie I, el ex emperador de Etiopía, como encarnaciones de Jah (Dios). Haile Selassie es visto como el mesías devuelto.

Otros aspectos del rastafariismo incluyen el uso espiritual del cannabis, el rechazo de la sociedad occidental, que llaman Babilonia, el orgullo en su herencia africana y la creencia en las palabras de activistas modernos como Marcus Garvey, que es considerado un profeta. Al igual que la Iglesia Copta de Sión, muchos Rastas profesan que la planta de cannabis fue traída al Caribe desde Africa con los primeros esclavos años antes de la influencia india. El cannabis se conoce como:

Sanación de la nación; Iley; Ganja; Pan de Cordero o Hierba a los rastafaris y su uso se considera principalmente un acto espiritual para acompañar el estudio bíblico y una parte integral de las "sesiones de razonamiento". Ven el cannabis como un permitir al usuario descubrir la verdad dentro de las Escrituras. Se cree que quema la corrupción del corazón de un creyente. Es visto como un sacramento que limpia el cuerpo y la mente, intensifica la conciencia, da placer y tranquilidad, y acerca a los usuarios a Jah. Muchos creyentes ven la ilegalidad del cannabis como evidencia de la persecución de los rastafaris. La razón por la que el cannabis es una sustancia que abre la mente de la gente a la verdad, que creen que Babilonia no quiere.

Catolicismo romano

La Iglesia Católica Romana ha hecho campaña regularmente contra el consumo de cannabis con publicaciones y edictos papales afirmando que conduce a la criminalidad y la violencia. No es de extrañar que exista un grave conflicto entre las órdenes papales arrendadas para prohibir el consumo de cannabis y el innegable papel que el cannabis desempeñó en el culto cristiano temprano. La Iglesia Católica Romana no hace distinción entre cannabis y otros narcóticos, sin embargo, utiliza simbólicamente una sustancia adictiva conocida como el alcohol (vino) en sus rituales religiosos.

Sufíes

A diferencia de las creencias islámicas dominantes, un grupo de musulmanes mantuvo la herencia chamánica del Antiguo Testamento y fueron llamados sufíes. Tenían un enfoque místico de adoración y creían que la iluminación llegó a través de un estado de conciencia alterada. Para los sufíes, el hachís era un portal sagrado a través del cual podían comunicarse con el profeta divino 'Khizr'. Según la leyenda, Haydar, el fundador del sufismo, descubrió la planta de cáñamo en las montañas persas. Sorprendido por cómo la planta levantó su espíritu, envió a sus discípulos de vuelta a recogerlo. Se convirtió en una parte integral de la adoración sufí. Otras versiones de la historia reemplazan las montañas persas con el desierto. A lo largo de la historia, el cannabis ha sido asociado con disidentes e indeseables por la corriente principal conformista dentro de ciertas sociedades, y los musulmanes ortodoxos despreciaron abiertamente a los sufíes.

Prohibición del cannabis

En los Estados Unidos, el consejo de gobierno de El Paso calculó que la prohibición de la marihuana sería una manera conveniente de controlar a los mexicanos impopulares que vinieron allí a trabajar. Así, en 1914 aprobaron la 'Ley de Ordenanza de El Paso de 1914', que prohíbe el cannabis en el estado. Las nuevas leyes sobre la marihuana dieron a la policía mayor poder para arrestar y hostigar a los trabajadores migrantes. Hasta el día de hoy, los arrestos por delitos de marihuana son más propensos a ocurrir en grupos raciales no blancos. El cannabis también llegaba a las ciudades portuarias estadounidenses, transportadas por marineros del oeste de la India que lo llamaban ganja. En Nueva Orleans, se hizo conocido como muggles, té o frigoríficos en los famosos clubes de jazz donde se consumía.

Sin embargo, su uso se asoció una vez más con minorías étnicas impopulares y se convirtió en un punto focal para los políticos racistas. La migración de marihuana North era inevitable e impulsó la formación de la Oficina Federal de Estupefacientes encabezada por el extremista evangélico de derecha Harry J. Anslinger, quien comenzó una campaña de propaganda orquestada desinformación sobre el consumo de cannabis y sus efectos. Los periódicos corrieron titulares sensacionales con relatos gráficos de crímenes violentos, locura y asesinatos causados por el uso de refrigerados. El propio Anslinger dio entrevistas de prensa y radio: ¡Cuidado con los padres! Sus hijos, adosados en casa de la escuela, están siendo introducidos a un nuevo peligro en forma de cigarrillo de drogas, "marihuana". Una mujer de Chicago, viendo morir a su hija como resultado indirecto de fumar marihuana, dijo a los oficiales que al menos cincuenta de los jóvenes amigos de la niña eran esclavos de este narcótico.

La incansable campaña de Anslinger contra el consumo de cannabis continuó sin cesar. El 14 de junio de 1937, la Ley del Impuesto sobre la Marihuana fue aprobada en los Estados Unidos, haciendo ilegal el cannabis.

El comportamiento de Anslinger era a la vez extraño y siniestro. Cuando los científicos comenzaron a cuestionar sus afirmaciones sobre los efectos del consumo de cannabis y le presentaron las pruebas de varios ensayos, destruyó los documentos y desacreditó a los expertos. En 1961 Anslinger había ganado suficiente poder e influencia para insistir en que las Naciones Unidas siguieran las políticas estadounidenses en drogas, y 100 Estados miembros fueron obligados a firmar un acuerdo que prácticamente prohíbe el cannabis en todo el mundo. Sigue siendo ilegal en la mayoría de los países hasta el día de hoy; sin embargo, la prohibición tiene poco que ver con cualquier preocupación por la salud de los consumidores de cannabis. Contradiciendo a Anslinger, un comité de la Cámara de los Lores del Reino Unido concluyó:

La toxicidad aguda del cannabis y los cannabinoides es muy baja: nadie ha muerto como consecuencia directa e inmediata del uso médico o recreativo. Lo absurdo de la prohibición del cannabis se demuestra mejor en los Países Bajos. Aunque la posesión de marihuana para uso personal está permitida y es posible comprar pequeñas cantidades en cafeterías con licencia, en un período de 12 meses, 92,145 libras de hachís fueron incautadas por la policía de Amsterdam y destruidas. Holandés la, lenguas holandesas el contrabando de marihuana para abastecer a las cafeterías y despilfarrar recursos policiales para detenerlo. Itis estimó que sólo hay entre 220.000 y 400.000 consumidores regulares de cannabis en Holanda. A pesar de la despenalización, las prisiones de todo el mundo están llenas de personas que cumplen condenas por delitos relacionados con el cannabis.

Los recursos de nuestros respectivos gobiernos para las políticas de policía de la marihuana son enormes y, en última instancia, son los contribuyentes los que las financian. Esta antigua planta ha beneficiado a la humanidad a lo largo de la historia. La campaña para legalizar su uso todavía se encuentra con la oposición furiosa de los políticos y los organismos encargados de hacer cumplir la ley. La misma ignorancia y prejuicios se repiten una y otra vez. En mi última sentencia de prisión por producir cannabis, me hicieron completar tres cursos separados diseñados para abordar mi comportamiento ofensivo, ya que me negué a aceptar a ninguna víctima en mi caso. Los funcionarios de la prisión bloquearon continuamente mis intentos de ser trasladados a una prisión de menor seguridad hasta que yo había completado los cursos.

Escuché los mismos argumentos erróneos repetidamente de la gente que estoy seguro que eran bien intencionados, pero simplemente estúpidos. Sigo manteniendo que mis víctimas de producción de cannabis eran los conocedores de la mofeta de Lon- don. Perdió a uno de sus mejores proveedores cuando me encarcelaron. Miles de consumidores de marihuana medicinal en todo el mundo han descubierto que el cannabis alivia trastornos que van desde el asma hasta tumores cancerosos. Es una desgracia que a la mayoría de estas personas se les niegue el alivio debido a leyes injustas y represivas. La gente sigue siendo encarcelada por el cultivo de plantas de cannabis en el siglo XXI.

****

CPSIA information can be obtained
at www.ICGtesting.com
Printed in the USA
LVHW020211120221
679114LV00008B/156

9 781801 532402